依存症臨床論

援助の現場から

信田さよ子

青土社

依存症臨床論　目次

依存症臨床論　援助の現場から

はじめに

生まれて初めて本を書いたのは五〇歳の時だったが、それからずっと、どの本もこれまでの経験の集大成だと思って一生懸命キーボードを叩いてきた。本書もそのようにして書き始めたのだった。

しかし、『現代思想』誌に連載を開始した当初、全体の構想が確たるものとしてあったわけではない。ただ、どこかでこれまでの経験をまとめて書かなければならないという切迫感や、この機会を逃すともう書けなくなるかもしれないという焦りが私を後押しした。

依存症という言葉は、一九七〇年代末に中毒に代わって登場した。アル中や薬中という差別にまみれスティグマに満ちた言葉からの脱却の希望に満ちており、のちに一般化する嗜癖やアディクションよりはるかに人間的なにおいがした。アメリカにおいてDependenceは否定的な言葉として用いられたのだろうが、日本でその訳語として使用された「依存」は、わずかな肯定を含意している。「甘え」という言葉と同様に、ばっさりとは否定しきれないというニュアンスを含んだ肯定である。このように依存という言葉が醸し出す一種のアンビバレンスゆえに、単なる診断名を超えて依存症という言葉に対して惹かれるものを感じたのである。

振り返れば早いもので、私の臨床歴は四〇年を超える。精神科病院に心理職として勤めることになり、最初は酒を飲みすぎて入院したひとたちという認識しかなかった二〇代の私が、古希に手が届こうかという現在まで彼らについて考え、膨大な量の文章を書き続けることになろうとは夢にも思わなかった。

依存症について、最初からその病態や病理にはそれほど関心はなかったし、現在に至るまで依存症がどのような疾病なのかが私の主たるテーマではない。精神科病院の心理職という、絶えず医師との差異化を図らなければならなければアイデンティティが揺らいでしまうという立場もそこには影響していただろう。そんな不遜な関心を抱きながらも私が病院や地域でアルコール依存症に関わり続けることができたのは、おそらく七〇年代から八〇年代にかけての時代背景も大きかったと思う。

本書では、その時代にアルコール依存症治療に専心した精神科医たちの姿を描きだしたいと思う。精神科医療における少数派という立ち位置を選んだ彼らを駆動したものは、おそらく現在では失われてしまっているだろう。システム化され、プログラムが導入されたことによって、依存症者との格闘にも似た姿は失われつつある。それを懐しむ思いがないといえば嘘になるが、私はむしろそこに「当事者」概念を乗り越える関係を見る。これまで人権を認められなかったひとたちが、自らの言葉で自分を語り、自己決定の権利を主張するという構図ではなく、当初から四つに組み、専門家を持ち上げて利用するという力関係の逆転が依存症治療にはあった。

当事者概念ばかりではない。習慣化や酔いといった、人々が日々の生活を苦しまずに生きていくための知恵に対しても大きな示唆を与えてくれるはずだ。そして何より、家族を治療協力者としてでなく、依存症本人よりはるかに苦痛に満ちた生活を送る存在としてとらえ、正面からかかわることが要請される。長年の家族とのカウンセリングは、多くの発見と視点の広がりを与えてくれた。暴力の問題、愛情をめぐるポリティクス、ジェンダー的視点の不可欠性といったものを深く認識させられたのである。

輸入語である共依存やアダルト・チルドレンといったキーワードがどのように日本で独自に発展してきたかについても、臨床経験に基づき正確に伝える必要があるだろう。ネットに氾濫しているアメリカ流のチェックリスト的発想を超えた、はるかに入り組んだ理解と活用を知ってもらいたい。個人の心理に還元する通俗的理解を転換することも、本書のねらいのひとつである。

二〇一三年五月に、一三年ぶりに改訂された「DSM－5」が発表されたが、二〇一四年五月末には精神科関連一五学会などによる翻訳に基づいた「病名・用語翻訳ガイドライン」が発表された。新たに提案された「アルコール使用障害」という診断名によって依存と乱用の線引きをやめるという考え方が、今後日本でどのように受け止められていくのかについては未知数である。

そのような動きの中で、本書は一貫して「依存症」という表現にこだわった。日本で用いられるようになってから、この言葉をめぐってくり広げられた様々なドラマは、これまでそれほど知られていなかったはずだ。そのダイナミックで起伏に富んだ世界、底辺を這うようでいながら希望に満ちた姿を、ぜひとも多くの人に知ってもらいたい。そして、内在的視点をもちながら、医療から距離を取って臨床実践を行っているという立ち位置だからこそ見えてきたものがどれほど豊かであるか、その一端を味わっていただければ幸いである。

第一章　依存症をめぐる臨床

私の役割は、依存症というものが時代を読み、家族をとらえようとするとき、じつに有効であるとわかっていただくことである。

依存症とは、別世界にあるものではなく、よりよく生きようとする姿勢の延長線上にあることをわかっていただきたかったのである。なぜならば、このパラドックスに満ちた依存症が、二一世紀の我々の生に対し希望を与えてくれると考えているからである。

この文章は、拙著『依存症』（文春新書、二〇〇〇）のあとがきの一節である。今から一四年前に出版された本書を読み返すと、当時の私を突き動かしていたものがありありと浮かび上がる。本書を、一四年前に出版した書籍の、それも「あとがき」から始めるのには理由がある。

二冊の本

一九九〇年代末、新書といえば当時は岩波新書がその代表格だった。ある日、文藝春秋の編集者である知人より連絡があり、新たに文春新書を刊行するにあたり一冊書いてくれないかとの依頼を受けた。大学時代サークルの先輩だった彼がその企画で頭を悩ましていることはよくわかったが、私は新書というものをまだ書いたことがなかった。彼と会って話すうちに、私の頭にふっと浮かんだのが「依存症」という言葉だった。アルコールも薬物も、頭に何もついていないシンプルな三文字、これ以外にタイトルはありえない。タイトルが決まった途端、これなら書けそうだと思った。話し始めてわずか三〇分で私は彼の依頼を快諾したのだった。こうして二〇〇〇年に私にとって初めての新書である『依存症』は、誕生することとなった。

今から思えば少々驚きなのだが、あの原稿のほとんどを私は文藝春秋のいわゆる缶詰部屋と呼ばれる一室で書き上げたのである。さしたる構成案もなく、海図に相当する進行プランもないまま、とにかく七〇年代からの依存症にまつわる臨床経験をパソコンのキーボードを叩きながら文章化し続けたのだった。記憶のファイルの中から数々のエピソードが次々と浮かび上がり、今とは比較できないほどのスピードで原稿が書けたのである。

あの頃はまだ時間的余裕があり、文章化されていない経験が豊富に蓄積されていたからなのだろうか。たぶん、それだけではなかった。あのタイトルで一冊の新書を書かなければならないという切迫感が私を突き動かしていたのだ。

それに先立つこと一年、私は『アディクションアプローチ――もうひとつの家族援助論』(医学書院、一九九九)を上梓している。当時この本の直接の読者対象は訪問看護師であり、彼女たちが家族に介入する際の方法と知恵をアディクション(嗜癖)臨床で培ったアプローチに求めることが一義的な目的であった。

しかしながら、執筆の最大の意図は医療モデルに拠らない援助モデルの提唱にあった。医療という巨大化するいっぽうの治療システムの外部に位置しながら、独自の援助モデルを構築すること、それをアディクションアプローチと名づけようという意気込みが私を包んでいた。一九九六年、とある偶然からひとりの編集者と出会う機会を得た。ずっと頭の中にあった野心満々な意図とアディクションアプローチという言葉について語った私は、それが本になるとは思ってもみなかった。しかし、その編集者は語った内容を深く理解してくれたのである。このような出会いと協力があって、あの本を書きあげることができた。

他のタイトルはありえなかった

『依存症』『アディクションアプローチ』という二つのタイトルは、迷わず決まった。他にはありえなかった。それは直感的というより、戦略的だったといったほうがいいだろう。

この二つのタイトルを冠した本は、精神科医によって書かれてもいいはずだった。六〇年代から、意気に感じた多くの精神科医たちが、依存症やアディクションにかかわってきた歴史があったからだ。肝硬変末期と診断されながらも酒を飲み食道静脈瘤破裂で大量吐血して亡くなった五四歳の男性、明日入院だという前夜に大量のジンを飲んで急死した二五歳の女性、アルコール依存症の治療はこのような死屍累々の世界でもある。

彼らが多くの患者を診察しながら必死で命を救ったことは事実だろう。そのいっぽうで依存症の臨床から生み出された援助方法、援助理論、言葉などは明らかに医療の範疇を超えていた。命を救うことはできても、断酒させることは不可能だったからだ。治療効果を示す「断酒」という結果は医師だけでもたらされたわけではない。医師として真摯にかかわればかかわるほど、依存症者たちは医療の限界をつきつけてくるのだ。しかし、そのようなパラドキシカルな構造に自覚的な精神科医は、当時それほど多くはなかった。

医師であるということは、意図せずとも医療のヒエラルキーの中枢に位置することを意味する。その責任から離れて臨床にかかわることはできないという拘束性がある以上、依存症という医療を超える対象について書けるのだろうか。それも自らの経験に基づいた自前の言葉で。医療を貫徹する根幹の援助観を医療モデルと呼べば、それを超えることは、どこかで医師としてのアイデンティティを毀損させるだろう。不遜にもそう考えた私は、医師ではない立場だからこそ、書けることがあると思った。二つのタイトルに込められたものは、「依存症」と「アディクションアプローチ」という言葉が医療モデルを超える包括的名称として広がってほしいという願いであった。

しかし、万が一精神科医によって同じタイトルが用いられる可能性がないわけではない。だから、急いで書かなければならない。そう思いながら私はキーボードを叩いた。時折弱気になって、今この瞬間に同じタイトルで本を書こうとしている精神科医がいませんように、と祈るような気持ちだったことを思いだす。

コメディカルスタッフという呼称

精神科医療の世界ではコメディカルスタッフという言葉が今でも生きている。医師以外の職種の総称であるが、通常看護師と薬剤師はそこに含まれてはおらず、主としてソーシャルワーカー（PSW）、心理療法士（CP）、作業療法士（OT）などのことを指している。これらの中で二〇一四年の現在、国家資格化されていないのは心理職だけであり、他の職種はほとんど国家資格として認定されている。

臨床心理士である私はカウンセラーと自称しているが、もちろん国家資格ではない。短期間受講料を支払って講習を受け、〇〇カウンセラーという認定書をもらえば簡単にカウンセラーと自称して料金を取って仕事ができるのが現実である。それゆえに、一部の人たちから、うさん臭い存在として見られているのは、残念だが事実なのだ。

臨床心理士という資格は、数ある民間資格の中でも最もレベルが高いといっていいだろう。大学院修士課程修了程度の臨床心理学専攻歴と一年間の実習が受験条件であり、履修カリキュラムに基づく学科試験と二次試験である面接に合格して初めて取得できる資格である。しかしながら難関を突破して資格を取得しても、精神科医療で仕事をするには非国家資格であることが大きな障壁となる。給与や待遇においても基準はなく、民間病院であれば経営者の判断しだいで劣悪な勤務条件に甘んじなければならない現実も少なくない。

先に挙げた二つの著作を出版した当時は、すでに心理職の国家資格化をめぐってさまざまな動きが生まれていた。

コメディカルと医師との関係性を「権力構造」と呼んで事足れりとするつもりはない。しかしながら、往々にして自分が良心的で権力的ではないと考えている医師ほど、コメディカルの置かれた状況が見えていないのも事実だった。権力性とは自分が作り出すものではなく、金銭に裏付けされた経済的構造によって、そして権力の下位にいる者たちのまなざしによって作り上げられるのかもしれない。

精神科病院勤務の経験は、その点からも私にとっては貴重な経験だったといえる。病院を辞めてからも様々な場面で精神科医の権力的言動に触れることは多かったが、巨大なヒエラルキーの一端に位置できたことで、あの構造は一朝一夕には変化するはずもないという冷徹な視点を与えられた。そのことは、現在の私にとって大きな財産となっている。

辺境としての依存症治療

依存症と取り組むことは精神科医療の辺境に位置することを意味する。そのことは七〇年代から現在までそれほど変わってはいない。王道はやはり統合失調症治療であり、うつ病や認知症といった薬物療法の有効性が明確である疾病を専門とすることだろう。当時、依存症に取り組んだ精神科医はメインストリームから外れる覚悟があったし、そのことを裏返しのプライドとしているようだった。彼らの一部とは今でも、どこか戦友のような表現しがたい紐帯でつながっている気がする。

しばしばマイノリティの世界においては、残酷ともみえる権力構造が露呈することがある。依存症の治療においても同様なことが起きていた。コメディカルとの協力関係がなければ何事もなしえないと公言する医師たちが、実際の治療場面においてはこの上なく強権的な態度を示すのだった。何より、コメディカルが医師を仰ぎ見たり権力にすり寄るという現象は珍しくなかった。

そのような構造を誰よりも鋭敏に察知していたのは、実は依存症の入院患者さんたちだったことはいうまでもない。

それを自覚できたのは精神科病院を辞めてからである。被虐待児が養護施設に保護されて初めて、自分が受けた行為が虐待であると自覚するのとそれは似ている。医療システムのヒエラルキーは、外部にあって初めて見えるのかもしれない。

誇大感と楽天性の裏側に

九五年、さまざまな事情から思いもかけず原宿カウンセリングセンター（以下センター）と名づけたカウンセリング機関を開業することになった。私を後押ししたのは、とにかく精神科医と離れたい、医療モデルと距離をとり非医療モデルに立脚した援助を実践したいという願望であった。そして、精神科医療が積み残した問題、診断・投薬・治療といった医療モデルの枠組からはみ出てしまう多くの問題を対象としていかなければという使命感だった。無謀ともいえる試みを支えていたのはヒロイックともいえる誇大感であった。そして、とてつもない困難に直面している時、私たちはしばしば途方もない楽天性に身を委ねるものだ。

うまくいくに違いない、そう信じて疑うことなくセンターをオープンしたのだったが、厳しい現実に直面させられるのにそれほど時間はかからなかった。非現実的ともいえる楽天性の裏側には、経済的基盤に対する不安が深く貼りついていたのである。精神科医から離れること、医療から距離をとることは、保険診療という安全地帯とは無縁の地で自前で経済的基盤を確立し、経営を維持しなければならないことを意味した。それがどれほど困難であるかを、日々突きつけられることになったのである。

情報公開としての執筆

センターは、臨床心理士を中心とした女性一五名のスタッフを抱える会社組織であり、私は所長としてカウンセリング業務にまつわるすべての責任ばかりでなく、社長として経営責任も負う立場にある。たとえば大学の研究者のように、教育研究活動を行っていれば定額の収入が保証されるわけではない。カウンセリングに訪れる来談者（クライエント）から支払われるセッションフィー［相談料］だけが唯一の収入源であり、クライエントが減少すればそのまま経営は悪化する。お客（クライエント）の数を維持し安定させるための工夫が最大の課題である点において、センターはサービス業に近い。唯一の相違点はライバルの同業者はいないという点である。同じくらいの規模で、クライエントからの相談料金だけで経営を維持しているカウンセリング機関はほとんど存在しない。それほどクライエントを獲得するのが困難なのである。

精神科医療とセンターとの違いは、他領域からはよくわからないかもしれない。何より大きいのが料金である。カウンセリングの料金はよく知られているように、医療保険適用外であり、初回面接の料金が消費税込みで一〇八〇〇円（含消費税八％）もかかる。精神科医を受診する際の初診料と比較すれば、どれほどそれが高額かがわかるだろう。料金体系からは精神科クリニックはずっと廉価なのである。医療機関ばかりではない。公的機関である精神保健福祉総合センターや保健センター、保健所では住民サービスとして、無料で相談を提供している。

あえていえば、センターのライバルは精神科のクリニックであり、公的機関である。巨大すぎるためライバルという言葉は不適切かもしれないが、開業以来ずっと意識してきたのはその二つだった。

私が二冊の本を書いたのは、精神科医療ではあつかえない問題をセンターは引き受けて援助できることを多くの人に知ってほしかったからである。そして患者（さま）と呼ばれ、診断・治療、投薬といった幼いころからなじんできた医療モデルとは異なるアプローチで、「病気」としてでなく援助を受けられることを知ってほしかったからである。何より、家族で起きているさまざまな問題の解決援助にセンターが有効であることを示したかった。いうなれば、二冊はセンターの援助方針の根拠を示し、援助者の手の内を明かす情報公開の役割を果たしていた。

依存症・アディクションというテーマが狭義の精神科医療に回収できないこと、その地点から出発したセンターが生き延びていくために、二冊の本の出版は必須の作業であった。

ニッチとして存在すること

九五年の設立当初から二〇年近く経ち、精神科医療と公的機関を両側に眺めながら、ある時から私たちはそびえ立つ二つの高い峰にはさまれた谷間のような存在ではないかと思うようになった。そう、私たちは隙間（ニッチ）なのである。

センターがニッチであるならば、問題を次のように立てることができる。クライエントをどのように発掘しニッチへと惹きつけていくのか、クライエントは何を期待してニッチを求めるのか、日本経済が勢いを失っている現在、あえて高額な料金を支払ってまで来談するためにニッチは何を備えればいいのだろうか、と。

とにかく精いっぱい生き延びてきたことは無駄ではなかった。このような問いに対してそれなりに答えることができるようになったからだ。それに、サバイバルの秘訣もいくつか会得した。私たちを両側からはさんでいる双璧（医療とパブリック）を、むしろリソースとして活用していくのだ。ライバルなどと考えずに、微妙な距離を保ちながら、ある時は支えられ、ある時はおこぼれをいただく。医師たちの信頼を勝ち得ることができれば、多くのクライエントを紹介してもらうこともできる。公的機関では扱えないような困難事例を引き受ければ、センターの信頼度は高まり、結果的に多くのクライエントの来談につながる。

そのために必要なことは、ニッチとしての独自性や存在根拠を絶えず自覚し、外部に向かって証明し続けることである。医療の付属機関となれば、存在意義などたちまちなくなってしまうだろう。少数政党がキャスティングボードを握ることが時に生じるように、わずか一五名のスタッフしかいないセンターが、ニッチであるがゆえに援助の世界に一石を投じることができるかもしれない。

私が何冊も著作をあらわしてきたのは、すべてはその目的のためであった。

その先進性

七〇年代中葉に初めてアルコール依存症の患者さんと出会ってから長い歳月が過ぎた。『依存症』のページを繰ると、私とアルコール依存症者との格闘が描かれており、二〇代や三〇代だったころの自分がよみがえってくる。あの本は一種の回顧録のような体裁をとっているが、そこを貫いているのは依存症がもつ、医療をはみ出てしまう法外なエネルギーであり、その豊かさにすっかり魅入られてしまった私の姿である。

本書においては、『アディクションアプローチ』『依存症』から一五年近くが過ぎた今、改めて依存症について述べようと思う。

一つのテーマについて一冊の本を書きあげると、私の中では宿題を仕上げたような気分になるのが常だった。「一丁上がり！」と心の中で叫び、新しいテーマに取り組まなければと思った。こうしてさまざまなテーマについて何冊かの本を書いてきた。そんな私を「進歩への強迫だ」「更新癖だ」などと呼ぶ人もいるが、近年、少し風向きが変わった。二〇一一年三月一一日の東日本大震災と東電の福島原発事故が起きたことも影響したのかもしれない。あの二冊を出版してから初めて、もう一度依存症に向かい合ってみようと思ったのだ。

この一四年間で、アディクションや依存症の治療現場の変貌、コメディカルをめぐる状況の変化、アディクションにその源流をもつ多くの言葉の浸透といった変化が起きている。そのような可視的な変化に紛れて見過ごされがちなのが、依存症の世界の先進性である。責任（免責）、暴力（加害・被害）、宗教（自助グループ）、動機、当事者、痛み、トラウマ、ケア、支配（コントロール）といった論点を、すでに九〇年代の時点で提起していたのである。

そう思って振り返ってみると、私の書いてきた本もいくつかのテーマに分かれているように見えて、実はいつもその中に依存症・アディクションの問題が含まれていたことに気づかされるのだ。

本書においては、依存症とアディクション、嗜癖の三語をほぼ同義として用いることをお断りしておく。三つの言葉の微細な相違点を扱う必要がでてくるかもしれないが、当面そのことには触れないでおく。

出版社の狭い部屋で、キーボードを叩きながら、私が書かなければならないという切迫感とともに一言ずつ言葉を積み上げた記憶がよみがえる。そして今、同じような思いに駆られて、「私でなければ書けないことがあるかもしれない」という一種の万能感を糧にしながら、本書の幕開けの一文を閉じようとしている。

第二章　依存症臨床のリトマス試験紙

はじめに

先日一通の案内状が届いた。「新病棟落成に伴う内覧会へのご招待」と銘打たれたハガキには、大学院生だった私が初めて仕事をすることに決めた精神科病院であるK病院の名前が記されていた。一九七一年、心理職として勤務し始めたころのK病院のたたずまいは今でも私の記憶に鮮明なまま残っている。その病院が数度の増改築を経て、このたびまったく新しい病棟編成のもとに生まれ変わった。入院期間が短縮される時代を迎え、民間の精神科病院が今後生き残っていくための戦略がありありと読み取れる病棟名をながめながら、少し迷った末に当時の記憶の残像を大切にするために不参加を決め、返信したのだった。

当時大学院修士課程の二年目だった私は、修士論文を完成させるためにも週三日勤務という中途半端な条件を認めてもらい仕事を開始した。いささかわがままにも思える要求にもかかわらず

K病院の心理室の一員となれたのは、これから述べるような偶然がいくつも重なっていたからだ。今となってはそれを幸運と呼びたいと思う。

精神科病院のリトマス試験紙

一九七〇年、当時朝日新聞記者だった大熊一夫による「ルポ・精神病棟(1)」という新聞連載が話題を呼んだ。彼自身が酒に酔ってアル中を装い、都内某精神科病院に入院した体験を描いたものである。一般の人の視野から閉ざされた精神科病院、それも鍵のかかる閉鎖病棟の様子を意表を突く潜入ルポの方法を用いたことで大きな話題を呼んだ。現在読んでもそれほど古びた感じがしないのは、日本の精神科病院の内情が変わっていないということなのだろうか。

そのルポは一新聞記者による告発だったが、その二年前にはK病院の閉鎖病棟から脱走したアルコール患者さんが警察に保護を求めたことに端を発する事件が起きていた。当時の院長による経営と治療実態などが患者さんたちの告発から明るみに出て、東京都衛生局（当時）から病院経営にメスが入ったのである。院長は庭師であるアルコール患者さんに私邸の庭木の松を剪定させることも珍しくなかったという。その結果一九六九年には医療法人の理事長が交代し、すべての体制を刷新して新たなスタートを切ったのである。朝日新聞の連載の背景にK病院事件があったことは間違いないだろう。

一九八四年には同じく朝日新聞の報道をきっかけに栃木県のU病院事件が起きた。背景に入院患者さんからの告発があったことが後に明らかになっている。七〇年代末、アルコール依存症者を対象とした東京都清瀬市の救護施設J館で出会ったひとりの入館者は、妙に脳波に詳しかった。彼の話によれば、U病院入院中ずっと脳波検査を手伝わされていた、検査技師は非常勤だったため時には彼がひとりで脳波を取ることもあった、だんだん慣れてきて重宝されたせいか入院は二年にも及んだ、とのことだった。新聞紙面でU病院の記事を読みながら、その男性のことを思い出した。当時の日本にはソ連末期の知識人弾圧に精神科医療が利用されていたことへの反発もあり、精神病院に対する社会の目は日々厳しさを増し、一九八七年の精神保健法制定へとつながったのである。

三つの精神科病院をめぐる動きに共通するのは、アルコール依存症の患者さんが大きな役割を果たしているという点である。おそらく同様の不祥事は戦後の民間精神科病院の乱立のなかで統合失調症（当時は精神分裂病）患者に対しても珍しくなかったはずだ。しかし、長期入院と服薬量の多さゆえに、彼（彼女）たちは告発することなど不可能だったのだろう。

閉ざされた世界において権力の乱用が生まれることは、学校、子どもや老人を対象としたあら

（1）大熊一夫『ルポ・精神病棟』朝日新聞出版、一九七三（朝日文庫、一九八一）。

ゆる施設や刑務所の現状を見れば明らかである。家族もその例外ではない。職員が鍵を持つ権限を有し人間が同じ人間を拘束できるという点で、精神科病院は刑務所と並んで腐敗の土壌と近接している。病者と健常者の境界に位置するアルコール患者さんはそれらの権力に極めて敏感に反応する。彼らをどのように治療・処遇するかによってその精神科病院の良心は試されるのであり、アルコール依存症の患者さんたちはリトマス試験紙の役割を果たしているといっていい。

「ALWAYS三丁目の夕日」と酔っ払い、そして自助グループ

映画「ALWAYS三丁目の夕日'64」(山崎貴監督、二〇一二)は、東京タワー建設と東京オリンピックを時代の象徴として描いたヒット作品である。日本の高度経済成長の幕開けにおいて、東京オリンピックは日本が先進国の仲間入りをする絶好の機会であった。そして、ソウルや北京のオリンピック開催時の韓国や中国もそうだったように、前近代的で恥ずかしい現実は来日する世界の人たちやマスコミに対して隠ぺいされなければならなかった。当時それほど珍しくなかった街角で寝起きする酔っ払いたちを一掃するために、政府は彼らをアルコール患者として入院させることにした。東京オリンピック開催の前年である一九六三年、神奈川県久里浜に国立医療機関として初のアルコール専門病棟が設置された(以下、久里浜病院と略す)。作家なだいなだ(精神科医・

堀内秀）氏がそこで悪戦苦闘したことは著書に詳しい。[2]当時依存症という言葉は生まれておらず、「慢性アルコール中毒」と呼ばれていた。

オリンピック開催をきっかけに国がアルコール中毒の治療に乗り出した同じ年に、アルコール中毒者の自助グループである断酒会の全国組織（全国断酒連盟）の結成大会が高知で開催された。一九四五年の敗戦から一八年、さまざまな困難や挫折をアルコールを飲むことで生き延びてきた男性たちの一つの帰結がアルコール中毒だとすれば、その医療化と自助グループの全国組織が同時期に生起したことは興味深い。一九三五年のＡＡ（アルコホーリクス・アノニマス）の成立に見られるように、アルコールの自助グループは精神科医療とは距離をとりながら発展してきた。全国断酒連盟初代会長であり事実上の創立者ともいえる松村春繁の評伝[3]を読んでも例外ではない。もちろん絶えず彼らをバックアップした精神科医の存在を忘れることはできないが、自らも酒害者として、全国で苦しむ仲間たちに経験を伝え続け、全国組織結成にまでこぎつけた活動からは疾病化を超える一種の使命感を感じさせられるのである。

（2）なだいなだ『アルコール中毒・社会的人間としての病気』紀伊国屋書店、一九六六。
（3）小林哲夫『松村春繁――断酒会初代会長』アルコール問題全国市民協会、一九九〇。

アルコール治療の理想を求めて

一九七一年当時、民間の精神科病院の中で積極的にアルコール中毒者の入院・治療を引き受けてくれる病院は少なく、東京都内ですら十指に及ばなかった。それほどまでに多くの精神科病院はアルコール患者を事実上治療から締め出していたのである。彼らは告発すら辞さないほど治療者に文句をつけ、時には看護師に対するセクハラまがいの行為におよび、院内飲酒も平気だった。統合失調症の患者さんと比べて彼らが管理しにくかったことが、入院・治療を引き受けてくれる病院が少なかった理由のひとつだったろう。

K病院は、すでに述べたような理由から経営陣が一新される中で、告発の発端となったアルコール中毒を可能な限り良心的に治療しようという方針を打ち出していた。事前の説明として副院長からそのことを聞かされたのだが、アルコール中毒についてほぼ白紙に近い状態だった私にも、K病院挙げての新生への情熱、アルコール治療への情熱といったものは伝わってきた。今から思えば単にそれは理念の追求のみならず、社会からの汚名返上と病院のステータスの回復のためでもあっただろう。病院の恥部ともいえるアルコール治療への重点的取り組みは、自助グループや家族の間での高い評価につながり、ひいては良心的精神科病院というステータスを獲得するのに成功したように思われる。K病院には久里浜病院のような専門病棟が設置されていたわけではないが、当時五〇人近いアルコール患者さんが入院していた。五〇〇床前後の入院患者数の約一割をアルコール患者さんが占めていたことになる。

一九六九年のアメリカ医学会会長による「アルコホリズムは医者以外の協力が不可欠な医療健康問題」[4]であるという声明は、アルコール中毒の治療にはコメディカルスタッフの存在が欠かせないことを表している。統合失調症をはじめとする精神疾患の多くが薬物療法の有効性によって疾病化されてきたが、アルコール中毒者たちは薬物を投与することで断酒が可能になるわけではない。二一世紀になった現在でもさまざまな薬剤の開発は進んでいるものの、基本的な事情は変わらない。相対的に医師の果たす役割が少ないことは自明であり、そのぶん精神療法や作業療法、家族調整や病棟でのミーティングといった人間関係的な働きかけの役割が増大する。K病院の新理事長である院長と副院長はそのことを理解しており、心理職の充実に力を注いでいた。心理室長として法務省矯正局の公務員であったS先生を引き抜き、男性の常勤スタッフが三名もいたという事実がそれを物語っている。

（4）Wilbur, D. L.: *Alcoholism: an AMA view, Proceeding the 28th international congress of alcohol and alcoholism*, Hillhouse Press: Illinois, 1969

心理職という曖昧さ

ここまで心理職と呼んできたが、実は私たちのような仕事の職名は曖昧なままである。私は現在カウンセラーと自称しているが、一九七一年当時は臨床心理士という民間資格すら存在していなかったので、K病院では「心理の信田さん」、時には「信田先生」などと呼ばれていた。それから四〇年以上経った現在、いまだに呼称も定まらず国家資格でもない現状はきわめて残念であるというしかない。当時は心理学といえば実験系の基礎心理学が本流であり、臨床心理学は応用心理学として教育学部の一領域に位置づけられていた。日本における臨床心理学の草分けである先人たちを何人か挙げることができるが、科学性や客観性という点から、常に基礎心理学と精神医学の双方に挟まれて苦闘してきたことはいうまでもない。

精神科医療において医師と対等に仕事をしたいという願いは当時も今も変わらないだろう。しかしながら医療保険の点数を稼ぐこともできない心理職をあえて雇用する理由など病院の経営陣にはないはずだ。大学の研究職ならまだしも、精神科病院の心理職に就いている人たちにとって、国家資格化されることは生きるための条件ともいえる。すでに資格の問題は六〇年代から大きな課題であった。実現するかと思われた資格がどのようにして潰えたかについて、私の経験も交えて伝えたい。

自己否定の先にあったもの

一九六八年をピークとする全共闘運動がインターン制度廃止を訴える東大医学部闘争に端を発したことはよく知られている。私にとってあの高まりは唐突に起きたものではなく、お茶の水女子大学入学後頻繁に開かれた学生大会、「寮規定改悪反対」を訴えた全学無期限授業放棄、正門を入るとタテカンの列が並ぶといった経験の延長線上にある。代々木系・反代々木系、三派（さんぱ）といった言葉が日常的に飛び交う中で哲学科の卒論を書き教育実習を行っていた私にとって、政治とは手を伸ばせばそこにあるものだったし、社会は変革可能であり理想的社会が到来する可能性があると本気で信じていた。それは決して特殊なことではなく、同時代の友人たちを共通して包んでいたもののように思われる。

当時の自己批判・自己否定という言葉は、現在用いられている「自己肯定感」と同じくらいの強度をもって受け止められていた。その先にあったのが全共闘運動であり、自らの特権性と抑圧性に対する自覚と自己否定を称揚する議論はそれ以前から学生たちの集まるところで活発に行われていたのである。その運動は臨床心理学にも大きな影響を与えた。

ある学会での光景

一九六九年、私は哲学科から専攻を変えて臨床心理学の大学院を目指すべく名古屋大学教育学部の研究生として受験勉強をしていた。当時は日本臨床心理学会（一九六四年設立）が臨床心理学徒や研究者にとって最大の学会だった。同じ研究生仲間から誘われて名古屋で開催されたその学会の大会に参加することにした。予備知識を持たずに入ったホールでのメインシンポジウムのテーマが心理職の国家資格化についてであったこと、会場が異様な雰囲気に包まれていたことを思いだす。

壇上に並ぶシンポジストの一人が防衛庁の関係者だったことから、会場から抗議の意見が次々と上がり始め、その声は大きくなり怒号となった。そして、フロアからあっという間に壇上に駆け上がった人が、シンポジストに向かって椅子を振り上げ投げつけたのである。司会やシンポジストたちは舞台から逃げ、会場全体が怒号と罵声で騒然となった。照明が消えて薄暗くなった会場と舞台の上で椅子を蹴っている人たちの光景は鮮明なのだが、その後どうしたのかはすっかり忘れてしまった。翌年私はお茶の水女子大学家政学研究科・児童臨床研究室の大学院に入ったのだが、あの時を境に日本臨床心理学会は事実上空中分解(5)し、国家資格問題は白紙に戻ってしまったことをのちに理解した。

抗議していた人たちは、国家資格とは誰によって認定されるのか、それは心理職が国家権力の末端を担うことを意味するのではないか、認定する立場の人は精神障害者の生の声に謙虚に耳を傾けてきたのかという疑問を呈していたのである。心理の専門家とは、自らの地位にあぐらをかいた精神障害者に対する人権侵害的行為ではなかったのかといった問いかけは、いわば自らの専門性を批判的に検証し、臨床心理学の存立基盤までを糾弾するものだった。

疚しさによって肯定される

K病院に勤務しながら、上司であるS先生の影響でその後何度も日本臨床心理学会主催の集会に参加した。そこでは決まって女性の精神障害者たちが登壇し、精神科病院において傷ついた経験や心理検査の不作法さ、精神療法の内情を批判するのだった。今から思えばそのような批判は苛烈なものであり、学会員としてそれに耳を傾けることは相当にシビアなことではないかと思うのだが、私にとってそれほど違和感はなかった。多くの学会員が会場で耳を傾けていたという事

(5) 日本臨床心理学会は専門家以外のひとでも会員になれる学会として存在している。いっぽう学会員二万人以上と巨大化した日本心理臨床学会は一九八二年に新たに立ち上げられたものである。

実は、おそらく学生運動をとおして内面化されていた自己否定や自己批判が共有されており、その批判を受け入れることで逆説的に自らの専門性が肯定されると考えていたのだろう。言うなれば、自らの専門性は苛烈な批判を受けることで生じる疚しさという契機を経ずして、肯定されえなかったのかもしれない。

無前提な自己肯定を希求し、自己承認欲求といった言葉が抵抗なく受け入れられる現在において、このような疚しさはどのように理解されるのだろうか。しかしながら、臨床心理学のみならず、当時精神科医を志していたひとたちにもその回路は共通していたのではないかと思う。

敗戦直後の日本においてアルコール問題の深刻さを実感し、アルコール中毒者の治療に専念した少数の精神科医たちがいた。第一世代と彼らを呼ぶならば、次の世代は私とほぼ同年齢である。彼らがなぜ医学部にあって精神科医をこころざしたか、そしてアルコール中毒というさらなる辺境に身を置くことを選んだのか。そのことと疚しさという回路はつながっているような気がする。

大学院に入って児童臨床にかかわり、その後、いくつかのできごとが積み重なって、当時はアルコール中毒と呼ばれ、その後アルコール依存症と命名されたひとたちとの出会いが生まれた。第二次世界大戦敗戦の爪痕、精神科病院の不祥事件、六〇年代後半という時代と学生運動、それが精神科医療と臨床心理学に与えた影響。振り返ってみればすべてが偶然のようでありながら、巧妙に仕組まれたかのようにも思われる。

第三章　アルコールグループ・断酒会・ＡＡ

アルコール医療について語る時、そのシンボル的存在である久里浜病院に触れないわけにはいかない。前章でも述べたが、さらに詳しく説明しよう。

二〇二〇年の東京オリンピック開催が決定された現在、さまざまな課題が浮上しているが、今から五〇年前、一九六四年に開催された東京オリンピックは、日本の戦後復興と高度経済成長を世界にアピールする絶好の機会だった。世界主要都市に並ぶ東京であるためには、クリーンで秩序立った景観が要求された。一九六一年には酔っぱらい防止条例（酒に酔って公衆に迷惑をかける行為の防止等に関する法律）が制定され、いわゆる警察のトラ箱に酔っぱらいが収容されるようになった。泥酔者に対する司法的取締りと並行して、医療的関与も計画され、精神科病院にアルコール専門病棟を設置しようとしたのだが、首都圏の民間精神病院からの呼応はなかった。やむを得ず、一九六三年、海軍野比病院を前身とする国立久里浜療養所（現独立行政法人国立病院機構久里浜医療センター）に全国初のアルコール専門病棟が設置された。神奈川県横須賀市の海岸べりにあるこの病院は、品川から京浜急行で一時間もかかり、お世辞にもアクセスがいいとは言えない。

オリンピック開催に湧く一九六四年、慶応大学精神神経科の医局から、堀内秀（作家、なだいなだ）が教授の勧めで病棟医として赴任した。のちに院長として日本のアルコール医療をけん引する河野裕明も、同じ慶応大学の医局から同病院に赴任している。しかし着任希望の医師はなかなか見つからなかったようで、堀内は次のように軽妙に描写している。


アルコーリズムが、若い医者が専門として選ぶには、魅力がなかったのも理由の一つだが、それればかりではない。仕事として嫌われていたからだ。実際面でも、患者の数はまだ少なかったし、その少ない患者が、そろいもそろって病院の厄介者として、医者からも看護婦からも嫌われていた。（中略）アル中は家族から見棄てられ、精神科医からも精神病院からも見棄てられた存在だった。


……わたしが、教授の命令で行くことになったというわけである。突然の決定だったから、アルコーリズムについてなんの知識がなくても当然だった。こんな自分に務まるかと自信がなかった。素人同然のわたしが、専門医を名乗るのは詐欺のように思うのですが、と教授に訴えてなんとか就任を断ろうとした。

その時の教授の説得がふるっている。

「おまえは詐欺だといわれない。アル中は治らん。教授のおれにも治せないものが、おまえに治せるとは、だれも思わん。だから、詐欺ともカラスともいわれない。」
これでは逃げられない。[1]

当時の精神医学界や精神病院がアルコール中毒者をどうとらえていたかが、実に雄弁に伝わってくる文章である。

今でも変わらない依存症治療の位置

二一世紀になった現在でも、精神科医療において統合失調症治療が主流であることは変わらない。七〇年代初頭のK病院においても、再生のためにアルコール治療を重点化しようとする大きな方針のいっぽうで、大半の入院患者は統合失調症（当時は精神分裂病と呼ばれた）であったし、病棟によっては一〇代の知的障害者や認知症（当時は痴ほう症と呼ばれた）のように家族から排除された人たちが数多く入院させられていた。K病院は高尾山麓というロケーションもあり、隣接する

（1）なだいなだ『アルコール中毒――社会的人間の病気』紀伊国屋新書、一九六六（『アルコーリズム――社会的人間の病気』に改題、朝日文庫、一九九九）。

山梨県からの入院も多かった。入院年数が二〇年を超える女性患者さんたちの病棟は、別名陳旧（ちんきゅう）病棟と呼ばれていた。西日の射す赤茶けた畳敷きの病棟で、彼女たちは背中を丸めて壁に向かいじっと座っているのだった。当時の精神分裂病の常識は、治療しなければ患者の多くは人格崩壊に至るというものだったが、その病棟に足を踏み入れたとたんに私を包む静寂とひんやりとした空気は、そのことを納得させるに十分だった。同じ病院でありながら、アルコール患者さんの病棟の空気とは、まるで天と地のように異なっていた。

　医局には多くの精神科医が出入りしていたが、Ｋ病院全体の方針とは別に、正統派で王道を歩むと自覚する精神科医たちは統合失調症の治療に力を注いでいた。彼らは薬の治験に熱心であり、論文執筆にも余念がなかった。民間病院の臨床医で終わりたくない、あわよくば大学病院やもっと名の知れた病院に移りたいと望む医師は少なくなかった。

　昼食後の医局の雑談においても、〇〇先生はアル中好きだからね、△△先生はマニー（フランス語の嗜癖）だから、といった言葉が飛び交っていた。精神科医としてアル中を治療対象とすることは物好きであると考えられていたからだろう。アルコール中毒の良心的治療を標榜するＫ病院ですらそうだったのだから、他の病院は推して知るべしである。

東欧のアルコール治療

その後堀内は、ＷＨＯのプランに従い一年間ヨーロッパのアルコール治療を視察した。彼自身が五〇年代にフランス留学の経験があったことも影響したのか、帰国後、試行錯誤を経て構築されたアルコール治療プログラムには、ヨーロッパ、それも東欧のアルコール治療が大きく影響している。

唯一の国立アルコール専門病棟であったことから、久里浜方式と呼ばれる方法は、今でもアルコール依存症治療の範型として生き続けている。久里浜という言葉は、地名を超えて、アルコール治療においてはひとつの象徴的役割を果たしたのである。

堀内の考案した方式の中でも、ユニークなのは「行軍」である。月一回、日の出とともに登山するのだが、アルコールで身体をこわした患者さんたちにとって、全行程を脱落せずに登りきることは、まさに「行軍」と呼ぶにふさわしかった。集団療法の一環として実施されたが、あえて軍隊用語を用いたところにねらいがあるようだ。その源流に東欧のアルコール治療があることを実感したのは、ずっと後のことである。

一九八七年夏、四一歳の私は、国際集団精神療法学会に参加するため、旧ユーゴスラビアのザグレブを訪れた。チェルノブイリ原子力発電事故の翌年ということもあり、事前に滞在したパリでは人々が放射能の影響に対して深い不安感を抱いていた。サブレブに発つ私をオルリー空港まで見送りにきた知人は、別れ際に「口には出さなかったけど、風が吹くたびに放射能が飛んでくるんじゃないかと思ってるんだよ」と語った。

しかしザグレブの空はひたすら青く、そのような懸念をみじんも感じさせられることはなかった。パリとはまるで異なる空気が流れているようだった。郊外には社会主義国家特有の高層アパート群が林立し、一九八〇年に死亡したチトー大統領の影響がまだ街の隅々にまで残っていた。

学会でひとりの同年代の女性精神科医と知り合いになった。お互いつたない英語で会話を交わしたのだが、彼女が繰り返し私に述べたことがある。

「日本人女性がうらやましい。私たちは女性も働かなければ生きていけないから仕事をしている。あなたたちには、仕事をしない自由があるではないか」。

対話はそれ以上進まなかったが、思い切って彼女の勤務する病院のアルコール病棟を見学したいと頼みこんだ。突然の申し出を快諾してくれたので、幸運にも翌日病棟を見学をすることができた。

早朝、ホテルから乗り込んだタクシーはベンツで、運転手はアルコールの臭いをプンプンさせながら陽気に語った。病院の玄関にも病棟の壁にもチトーの写真が飾られているのが印象的で、彼の実行した「自主管理社会主義」的政策の成功と、死後七年を経ても残り続けるカリスマ的影響力を実感したのだった。ユーゴスラビア連邦人民共和国がその三年後には消滅するなど、私は夢にも思わなかった。

アルコールグループと山盛りの抗酒剤

滞在したホテルでは、毎朝六時ごろ路面電車の走る騒音で目がさめることになった。ザグレブの朝は早いので、治療プログラムは朝の八時から開始される。事前に渡された病棟予定表を見て驚いたが、患者さんの自由時間はほとんどなく、グループに次ぐグループで明け暮れるように一時間きざみでスケジュールが組み立てられている。医師をはじめとする病院のあらゆる職種のスタッフが、交代でグループを担当するのだ。午前八時から始まった病棟のグループが午後の三時に終了すると、今度は休む暇もなく、それぞれの居住する地域のアルコールグループに参加するのだという。医師である彼女は、私にゆっくりと英語で語った。

「暇をつくってはいけません、ぼんやりしていると必ず飲んでしまいます」。

その後彼女は、地域で夜間に開催されているアルコールグループにも同伴してくれた。日本でも実施されている断酒会やＡＡなどの自助グループと同じものだろうというのが、事前の予測であった。会場に入ると、壁には大きなチトー大統領の写真が飾られている。

ありがたいことに、病院でもアルコールグループの会場でも、遠い日本から闖入した私に対して誰もがフレンドリーに接してくれた。もちろん同伴した医師である彼女の存在が大きかったのは間違いないだろう。アルコールグループの内容より強く記憶に残っているのは、全員が写真を見ながら、チトーと発音するのではなく、「ティト、ティト」「ティトパパ」と呼ぶことだった。

カリスマというより、尊敬する身近なおじさん、懐かしいお父さんのような語感だった。数年前、ベトナムのハノイを訪れた折、ガイドの若い男性がホーチミン大統領のことを、親しみを込めて「ホーおじさん」と呼んでいたのとどこか似通っている。

それほど広くない部屋には、車座になって参加者が座っている。私も知人の医師と並んで、その輪の中に加わった。男女比は約三対二である。よく見ると、円の中心に小さな机が置かれており、その上には白い錠剤が山盛りになった皿が載っている。抗酒剤のアンタビュース(2)だ、と直感した私は、隣の彼女にそのことを確かめた。大きくうなずいた彼女は「治療のために必要なのだ」と小声で付け加えた。

ミーティングが始まってしばらくたつと、参加者は三々五々適当なタイミングで立ち上がって皿の上の抗酒剤を手でつまんで飲む。それは見たこともない光景だった。一時間半経ってミーティングが終了するころには、アンタビュースの山は半分ほどに減っていた。

飲んで死ぬ自由は?

ザグレブで実施されていたアルコールミーティングは、想像とは異なり、自助グループではなく病院治療の延長なのだった。退院後医療から放たれてしまわないように、自分の居住区にあるアルコールグループに通うことが半ば義務づけられ、入院中からそれを習慣づけるのだ。そのグループは、山盛りの錠剤を眺めながら実施されることで、抗酒剤服用という医療的管理も可能となる。アルコール中毒者本人と思っていたひとりの男性参加者が、実はソーシャルワーカーであることがわかった。彼は、ミーティング終了後、参加者の持参したカードに一人ずつペンで参加認証のチェックを入れていたからだった。

横に細長い三ツ折のカードには、本人の名前とともに三年間の予定表がぎっしりと印刷されていた。日付の下にはミーティング参加の有無を証明するチェック欄が設けられ、それを認証した治療スタッフの署名記入欄もある。おそらく知人の彼女も、治療スタッフとして夜間はアルコールミーティングを定期的に担当するのだろう。

ザグレブでアルコール中毒になりアルコール病棟に入院したら、三年間は完全な医療の管理下で過ごすことになるのだ。入院中はもちろん、退院後も毎日アルコールミーティングに参加し、アンタビュースを服用し、カードを提出してチェックされる。再飲酒したら病棟に直行させられ再入院となる。

（2）シアナマイド（液体）と並んで用いられる代表的抗酒剤（錠剤）である。商品名はノックビンという。肝臓におけるエタノール（エチルアルコール）代謝を抑制し、悪酔いの原因となるアセトアルデヒトを体内に蓄積させるため、少しでもアルコールを摂取すると苦しい目に遭う。そのために飲酒抑制効果がもたらされる。

そこまで徹底しなければならないほど、当時のザグレブではアルコール問題が深刻だったのだろう。彼女によれば、国民の一割がアル中だと聞かされた。

カードに記入された三年間の日付に思わず嘆声を挙げた私に向かって、彼女は「すばらしいでしょ?」と胸を張り、未使用のカードを私にプレゼントしてくれた。

それを受け取りながら私に去来したものは、いくつもの疑問だった。果して、これは治療の充実ととらえられるのだろうか。たしかにアルコールを飲めば死に至るかもしれない。徹底した治療体制によって管理されることで、再飲酒を免れ断酒へと方向づけられるかもしれない。

しかし、その時私は、この地でアル中になりたくないと思った。当時から、日本のアルコール治療の不十分さに憤りすら感じていた私だったが、カードに印刷された、断酒に向けての緻密で息の詰まるような日程表を見ながら、「酔っ払って死ぬ自由がほしい」と思わずつぶやいてしまったのである。

二年後の一九八九年、ソ連が崩壊することを誰もが予想していなかった。そして、東欧の社会主義国家が連動して混乱に陥るなどと、その時の私は想定すらしていなかった。一九九〇年のクロアチア独立、その後一九九一年から始まったクロアチア紛争の中心地はザグレブであった。セルビアとの民族的対立や激しい戦闘風景の報道を目にしながら、あの時知り合った女医、そしてアルコールグループで出会ったひとたちのことを思った。彼ら彼女たちは四年あまりに及ぶ戦乱をどのように生きたのだろう、あの時飾られていたチトーの写真はどうなってしまったのだろう。

そして、久里浜方式の源である「暇をつくらない」スケジュールや、断酒に向けての見事なまでの徹底した管理は今も続いているのだろうかと考えたのである。

断酒会との出会い

ユーゴスラビアが社会主義国であったことと、アルコール治療の方法とは無関係ではないだろう。社会主義国において、国家の統制を免れる自助グループは存在しえなかったからだ。たしかに断酒や断薬といった行動修正と強制的な管理とは深く結びついている。管理には力の行使が欠かせず、医療にはそのような権限が付与されていることはいうまでもない。

しかしながら、断酒は最終的には行為主体である本人に任されるしかないのであり、抗酒剤の服用も本人次第であり、再飲酒の自由を奪うものではない。このように医療の権限が脆弱であることが、アルコール治療における自助グループの存在意義を生み出し、医療と自助グループとの複雑な関係性を生み出すのである。

日本における禁酒運動は明治時代にその端を発するが、断酒を目指した集まりは一九五〇年代にその萌芽を見ることができる。

私が断酒会という言葉を知ったのは、K病院に勤めてからである。院長たちは、アルコール治療の充実発展のために断酒会という存在が欠かせないと考えていた。患者さんたちに断酒会の存在を知らしめるために、あるイベントが実施された。

一九七二年三月の火曜日午後二時、K病院の半開放病棟の広間には大勢のひとたちが集まっていた。

畳敷きの病棟広間の正面には、メガネをかけた背広姿の中年の紳士とその妻らしい上品な女性が、少し緊張した面持ちで座っている。右隣りには白衣を着た院長と副院長が、左隣には二〇代後半の病棟主治医が座っている。昼間だけ鍵をかけずに出入りできる半開放病棟は、大半がアルコール中毒の男性患者さんで占められていた。彼らはあぐらをかきながらこれから始まるプログラムを待っている。いつもは病棟のミーティングに乗り気でない雰囲気を漂わせているのに、その日の彼らは少し緊張気味でおとなしい。私は心理のS先生と並んで座り、患者さんと同じくこれから始まる話を待っていた。

「K病院に入院中のみなさん、こんにちは、私は大野と言います。断酒会員ですからみなさんと同じアル中です」。

こう切り出した背広姿の紳士は、全日本断酒連盟（全断連）の会長大野徹であった。彼の体験発表は一五分ほど続いただろうか。私にとって、それは生まれて初めて聞く、酒をやめている本人による体験発表だった。まるで旧華族のような風貌の大野は、静かな声で、東大を出て大企業に勤めてからの壮絶な酒の飲み方について率直に語り、妻が探してきた断酒会につながってやっと酒をやめられたと言った。

「こんな私でも断酒会の会長が務まるのは、酒をやめているからです。ひとりでは酒はやめられませんでした。妻には本当に苦労をかけました」。

こう結んだ大野は患者さんたちに向かって深々と頭を下げた。一瞬の沈黙ののち、患者さんたちからいっせいに拍手が起きた。その隣で妻はうつむいてハンカチで目を抑えた。毎週実施しているアルコール教育プログラムではざわついたり居眠りしている患者さんたちは、大野の言葉をしんとして聞き入っていた。

妻の体験発表

それに続いて妻である卓子が体験発表をした。スーツ姿の彼女が語った内容は、幸せそうな外見とは似ても似つかないものだった。飲酒量が増えて会社に迷惑をかけるようになった大野の酔態はよりいっそう生々しく描写され、夜も眠れず痩せてしまったこと、子どもへの影響についても語った。途中彼女は何度も声を詰まらせたが、患者さんの多くは、うつむいたり、目をつむったりしている。

「主人が酒をやめてくれまして、我が家にも平和が戻ってまいりました。今では子どもたちも元気になり、すべては主人が断酒会につながってくれたおかげだと思っております。同じような苦労をされた奥様たちのために東京白菊婦人会という家族会をつくり、私が会長を務めております。主人が断酒できていることに心から感謝しております」。

彼女は正面を向いて少しほほえんでから、優雅に上半身を折っておじぎをした。患者さんも、院長をはじめとする病院スタッフも、そして遠巻きに眺めている統合失調症の患者さんたちもいっせいに拍手を送った。

二人のいでたちと雰囲気は、これまで私が会ってきたアル中の患者さんと大きく印象が異なっていた。そのギャップは、おそらく断酒会が広がっていく際に大きな役割を果たしただろう。一般常識がアル中に対して勝手に浴びせる差別視をはねかえすだけの、ある種の優越性を示さなければならないのだ。それによって、だれでもアル中になる可能性があるという一般性を示すことができる。私はこれまで、いくつかの自助グループの立ち上げを傍で見てきたが、創始者とされる人はほぼ全員が挫折したエリートであることは特筆すべきだろう。断酒会も例外ではなかった。

日本でのＡＡ開始

断酒会が日本で広がるのに欠かせなかったのが、優れた断酒者と一部の精神科医たちの尽力である。それにしても、堀内をはじめとして、あの時代にアルコール治療にエネルギーを注ごうとした精神科医は、何によってうごかされたのだろう。彼らをアルコール治療の広義の第一世代と呼べば、第二世代というべき精神科医たちは七〇年代に全国で幅広くアルコール治療に取り組み始めていたのである。私と同世代である彼らは、六〇年代末のあの学生運動に参加した経験を持ちながら、精神科医をこころざしたのである。自己否定という言葉が空気のように日常語であった世代、既成のアカデミズムに対する懐疑を通過点として共有した世代が、アルコール治療に惹きつけられたことは私自身を含めてきわめて当然の道筋だったという気もする。

アルコールの自助グループとして断酒会と並ぶ存在であるＡＡ（アルコホーリクス・アノニマス）が日本で最初のミーティングを開始したのが一九七五年だった。第二世代の特徴は、ＡＡという自助グループの定着、さらに日本の精神医学がアメリカ寄りに変貌していくことと深い関係がある。前回言及した、疚しさをめぐる問題もそのプロセスにおいてとらえることができるだろう。

第四章　疚しさと当事者コンプレックス

二〇一二年九月七日、例年になく気温が高いといわれた札幌だったが、東京に比べると空気はひんやりと乾燥し、秋空に無数のトンボが飛び交っていた。

札幌コンベンションセンターで開催された第三四回日本アルコール関連問題学会に参加した私は、浦河赤十字病院の川村敏明（当時）の特別講演を聞いた。

川村とはべてるの家を通して旧知の間柄だが、初めて彼の話を聞いたのは、一九九四年、山口で開催された同学会の分科会においてだった。当時まだそれほど知名度のなかったべてるの活動について生き生きとした描写で報告し、最後に川村は「アルコール依存症治療の経験が基礎になっている」と語った。参加者は斬新な統合失調症治療への取り組みに強い印象を受けていたが、その基本になっているのがアルコール治療経験であるという言葉に対して、精神科医を初めとする参加者が当然だろうという反応を示していたことを覚えている。当時の私も例外ではなく、アルコール依存症の自助グループでの経験を統合失調症に「応用した」ことがすごい、と考えていたのだ。

このエピソードの底流になっているのが、精神科医療の中心である統合失調症と依存症との間に存在した（している）深い谷間である。

みずから選んだとはいえ、現実には統合失調症中心の治療システムは強固であり、アルコールを治療対象としたことによる苦労や反発もあっただろう。それに加えて、マイノリティが自らの非力さゆえに抱きがちな裏返しの選良意識も働いていたに違いない。山口での川村の発表に対して示された「当然だろう」という反応に、私はそのことを感じとっていた。精神科医療そのものが医療全体から見て主流でないことは明らかだが、アルコール依存症治療はさらなる辺境に位置した。そのようなマージナルな対象に身を投じた精神科医の背景を探ることが本章のひとつの目的である。

一周先を走るランナー

それから一八年経った札幌での講演において、川村はこう語った。

アルコール依存症のひとたちが笑いながら自分の経験を語ることに対し衝撃を受けた。医学部の一年から自助グループに通い、二年からすでに精神科病院に実習に入った。そこでは当事者の姿が見えてこなかった、医療者が成り代わって話すというのが当たり前だった。いっぽうで僕はアルコール依存症の回復者の活発な姿を見ていたので、深いギャップを感じていた。

（中略）

二〇年前、浦河町で地域住民との集会を開いた。病院の患者、住民とが半々の集会だったが最後に自己紹介をした。たまたまそこにアルコール依存症者が座っていて、ＡＡミーティングにも参加している人だった。彼は「アルコール中毒の○○です、入院歴○回です」と自己紹介した。そうしたら、次の人が「精神分裂病の○○です。入院中です」と言った。誰が指示したわけでもなく自然な自己紹介だったが、これはおそらく画期的なことだった。彼らは、語ることを封じられ、苦労を奪われた人々だった。病名は他者から言われるものであり、自分が自分の病名を語ることはなかったからだ。

アルコール治療の根幹にある自助グループのエキスをすくい上げ、襟裳岬に近い過疎の町である浦河で統合失調症の回復に新風を吹き込んだ川村であるが、その講演への反応は、山口の時に比べてそれほど熱烈なものではなかった。べてるの家の周辺には「べてらー」と自称する熱狂的支持者が多いが、札幌での反応は、きわめてクールなものであった。その理由のひとつは、聴衆が医師を初めとする専門家がほとんどだったこともあるだろう。本章から中毒ではなく「アルコール依存症」に統一することにするが、私も含めてアルコール依存症にかかわる援助者は、統合失調症に対して何ともいえない距離感を抱いているものだ。外部の人からはうかがい知れない距離だといっていいだろう。

もうひとつの理由は、当事者という言葉に対する独特な反応だ。どこか食傷気味で、「あ〜、またか」という感覚が漂っているとでもいおうか。それほど、アルコール依存症治療の周辺では当事者という言葉すら必要がないほど、あたりまえのことになっている。七〇年代から自助グループと触れ合ってきた川村に近い世代の医師たちは、そんな反応を示したのではないだろうか。いっぽうで、三〇代を中心とした若手の医師たちは、疾病としてのアルコール依存症治療に積極的であり、認知行動療法の開発や脳の器質的変化に関心を示していたようだ。上の世代が二言目には叩き込んだ「自助グループが大切」という言葉に辟易しながら、自助グループは回復のためのひとつのリソースであり、それ以上でも以下でもない、と考えているのかもしれない。川村がかかわったべてるの家を嚆矢とする統合失調症治療の「当事者」ブームを傍らで眺めながら、その一周先を走るようにして、彼らはクールにエビデンスを追求し、医師としての役割に忠実であろうとしている。会場で、どこか湿度の低い雰囲気を味わいながら、私はそう考えた。リレー競争で、あまりに早く走ると、一周遅れのランナーと並んでしまうことがある。札幌の学会における川村の話を聞き、会場の雰囲気に触れて、私に浮かんだのはそのような光景である。

川村は北海道大学水産学科を二年生で中退している。一九六九年のことであった。それから彼は札幌医大に再入学し、精神科医の道を歩んだ。彼がアルコール依存症の自助グループに参加していたのは、おそらく七〇年代初頭であり、奇しくも私がK病院でアルコール依存症とのかかわりを持ったのと同時期である。

川村は医学部入学と同時にアルコール依存症の自助グループと出会ったと述べているが、札幌医大の精神科医局の中にそのような姿勢を示した医師たちがいたということである。彼らは現在に至るまで北海道のアルコール依存症治療をけん引しており、いわゆるアルコール治療の第二世代とも言うべき存在である。彼らのほぼ全員が医学部も含めた激しい大学闘争に参加していたことは想像に難くない。六〇年代末に大学生であったということは、ノンポリという堅固なポリシーを抱いていたか、運動部の練習に明け暮れていたかのいずれかでなければ、激しい海流に飲み込まれるようにして学生運動にかかわるしかなかったのである。「ふつうの学生」であることには、政治的立場を表明し行動することと同義ですらあった。

危険な存在感

一九七二年の浅間山荘事件前後に医師となった彼らが、統合失調症ではなく、アルコール依存症に惹かれていったのはなぜだろう。当時はまだ劣悪だった精神科病院の状況にあって、飲んだくれて性懲りもなく入退院を繰り返す「アル中」に取り組んだのはなぜだったのだろう。

本書で改めて精神病理的水準とか疾病論を展開するつもりはない。それは精神科医の役割であり、臨床心理士としての私の任ではないと考えるからだ。しかしながら精神科病院の心理検査室で対面したときの肌触り感やまなざしの違いは、誰にでも感知できるだろう。統合失調症のひとたちが、幻聴や幻覚といった自己の感覚に対してセンサーを研ぎ澄ましているのに対して、アルコール依存症のひとたちのセンサーは外部に向けられている。会った瞬間に、他者である私を査定し、値踏みし、どのような力関係を結べばいいのかを判断している。そんな彼らは私との同質性を深く感じさせるのだった。患者として入院せざるを得なかった彼らと、治療者として位置する自分との分岐点がいったいどこにあるのだろう、そう考えこまずにはいられなかった。

当時のアルコール依存症患者の一部は軍隊の経験をもち、第二次世界大戦の影響が色濃かった。また、高度経済成長の中で地方の農村部から出稼ぎに来たまま酒量が増えて、ドヤ街（寄せ場）に転落した人も多かった。このような社会の犠牲者的存在であることを否が応でも突きつけられるのも、アルコール依存症の特徴だった。中には病院の治療スタッフよりはるかに教養豊かだったり、職人として一流の人も珍しくなかった。

それに輪をかけたのが、全国組織として発展途上だった断酒会と、七五年に日本でスタートしたＡＡという自助グループの存在だった。川村も述べているが、当時アルコール治療に積極的な病院では、断酒会員を呼び患者さんの前で体験発表をしてもらうのが、治療プログラムの一つになっていた。特にその病院の退院者であれば効果は倍増する。

アルコール中毒の○○です、入院歴一五回ですが、この病院を三年前に退院してから断酒会につながり、おかげさまで今日まで一滴の酒も飲まないでやって来れました……。

このように始まる体験発表だが、六〇年代末に確立した自己紹介の定型文は、川村の話にあるように、はるか時をくだり、九〇年代初頭の浦河においてべてるのメンバーが自己病名をつけるところまでつながっていく。最初に聞いたときにぎょっとする、つまり違和感が強いほうが聞く者の耳をそばだてるし、断酒会員の彼らも帰途一杯飲んでしまえば元の木阿弥なのだから、「アルコール中毒の」という前振りによって毎回アル中であるというアイデンティファイを行うのだ。存在そのものが放つ強烈な人間臭さは、病院の他の疾病にはみられないものだ。おまけに彼らはしばしば治療者を翻弄するのだった。「飲むと死ぬよ」と言われても飲み続ける人たちは決して死にたいわけではなく、強烈に生への執着を示すのだった。断酒の必要性に激しく同意した人が退院してすぐにスリップ（再飲酒）し、院内飲酒や看護師へのセクハラの常習者が、退院後自助グループにまじめに通って断酒を続けるのだ。このようなパラドキシカルで、言葉の意味を無価値化するような人たちの存在そのものが、刺激的で、ドラマティックであった。それは、どこかで治療者としての安定を覆す危険に満ちていた。

深い自我関与こそが

二〇一一から二〇一二年にかけて、高知の精神科医下司孝麿や河野裕明（かつての久里浜病院院長）が、相次いで逝去した。後者は久里浜式治療プログラムを確立し、前者は断酒会を結成時からずっと陰に日向に支え続けた人物だ。彼らを第一世代だとすれば、第二世代の精神科医たちは、川村のように断酒会やAAに積極的に参加した。中には、病院内で夜間断酒会を開く精神科医もいた。AAのミーティングは、基本的にはクローズド（依存症本人しか参加できない）だが、オープンミーティングには数多くの医師やソーシャルワーカーが参加し、アルコール依存症の援助の基本はまず自助グループ参加から、と言われたものだ。彼らは、第一世代のように自助グループを支え育てるというより、正面から四つに組んだのである。アルコールの患者さんと怒鳴り合ったという医師は珍しくなかったし、激論の末、医師に捨て台詞を残して病院を脱走したという患者さんは吐いて捨てるほどいた。

川村が自助グループで笑いとともに語られる体験談に衝撃を受けたというが、私の経験では首都圏の自助グループでは、むしろ涙とともに語られるほうが多かったように思う。彼らの体験発表は長くても一五分程度でまとめなければならないという制約性があるため、凝縮されて語られる。その中に起承転結を盛り込み、断酒している自分を肯定して終わるというドラマトゥルギーが要請される。想像を絶する悲惨さの対極にある現在の平穏さが一五分にまとめられ、最後は自己肯定に収れんする物語性はカタルシスに満ちて、なまじの小説を読めなくなるほどの感動をもたらす。時にはドラマティックな展開に涙を誘われ、時には乾いた悲劇のもつ喜劇性に笑い転げる。いずれにしても、アルコール依存症者の体験発表は、いつのまにかその世界に誘いこまれ、治療者に強烈な自我関与をもたらすのである。

当事者コンプレックス

六〇年代末の学生運動から発展した、当事者への抑圧性を糾弾する臨床心理学の「弾劾」的潮流についてはすでに触れた。学生であること、専門家であることの特権性をどのように自覚するのか、自分が当たり前と思って享受していることの犯罪性や加害性をどのように自己批判するのか。いわば全共闘的心性ともいえる要請は、今日一般的に用いられる「自己肯定感」に比べるとずっと野太く、健全で逞しく思えてしまうのは私だけだろうか。

その心性を端的に表しているのが疚しさの感覚であることはすでに触れた。二〇一一年の東日本大震災の折、被災地から離れた地に住む人が被災した人たちに抱く疚しさの感覚に、久々にスポットライトが当てられたが、七〇年代の初めにアルコール治療に取り組むことを選択した精神科医たちの基底感覚として、この疚しさが挙げられるだろう。

全共闘的心性は、私たちの無自覚な驕りや特権性の明確化は想像力を働かせるだけでは不可能であり、被抑圧的存在こそそれを照射できるのだ、という信念に裏打ちされていた。精神科医療における被抑圧者＝患者、つまり精神障害の当事者の判断だけが専門家をジャスティファイ（正当化）し、保証すると考えたのだ。

よき援助者であるという評価を自助グループメンバーから勝ち得ること、つまり当事者からの評価が、アルコール専門医である自分のアイデンティティを支えるという構造は、誰も表立って口にしたわけではない。しかし、学会や同業者からどれほど評価を受けようと、当事者からの評価が低ければ治療者として失格だというひそかな不安は、どこかに胚胎していたはずだ。今でこそ医療消費者とかユーザーと呼ばれ、患者サイドからの評価が重視されるようになったが、それがアイデンティティの根幹を揺るがすわけではない。

一九七二年の浅間山荘事件の衝撃もあり、闘争の記憶も生々しいまま彼らは臨床現場に赴いた。そして、統合失調症よりはるかに嫌悪され、手のかかる患者であるアルコール依存症を対象として選んだのである。他の疾患と比べると疾病の客観性の相対的脆弱性が、治療者サイドに揺らぎと不安を与え、その微妙な不分明さが「四つに組む」という格闘する関係性を喚起した。そこから生まれる深い自我関与が、疚しさをわずかに解消したのではないだろうか。そして、自らの正当性を当事者こそが保証するという構造は、自助グループへの一種の没入を生んだが、それは六〇年代末から七〇年代という時代の中で、どこか皮膚感覚のように身に付けた空気、信念の当然の帰結だったように思われる。症状を軽減させるといった治療者目線ではなく、同じ土俵の上で格闘を演じ、裏切られながらもかかわりつづけることは、対等とか「平場」という表現を超えた、評価される存在としての一種の当事者コンプレックスの装いだったのかもしれない。装っていたと書いたのは、真正のコンプレックスではなく、そこまで強烈に疚しさを抱いていたことの、裏返しの証明でもあった。

昔話でもなく切り捨てるのでもない

繰り返し述べてきたが、アルコールの治療現場において、医師の力は限られていた。今でもそれは変わらない。もちろん精神科病院のシステムにおいては入退院、投薬などすべての権限を掌握してはいるものの、肝心の断酒させることにおいては徹底的に無力だからだ。せいぜい抗酒剤を強制的に投与したり、離脱症状の譫妄がひどいときに保護室に閉じ込めて注射するくらいである。それ以外はK病院のように、なぜ断酒しなければならないか、アルコール依存症はどんな病気か、なぜ自助グループに参加しなければならないか、といった点を教育プログラムとして教え込むことが中心となる。統合失調症のように、症状軽減のために薬物投与が有効であるわけではないからだ。そもそも「断酒」という、いわば当事者の自己決定に属することがらが、治療の最大目的であり、それを維持継続できることが治療成績になってしまうということは、隘路以外の何ものでもないだろう。それを次のように述べる精神科医もいる。

嗜癖精神医学は精神医学の「鬼っ子」である。なぜなら、すでに述べたように、嗜癖（アディクション）／依存症という疾病概念は米国における当事者を中心とした市民運動のなかから誕生した、医学的疾患としては非嫡流的出自を持っている。その意味で、嗜癖精神医学の歴史において医学が担ってきたのは、かろうじてその概念を追認し、動物実験の治験を強引にそこにはめ込んで、なんとなく医学的概念らしく見える様式に整える作業であった。そうした「付け焼き刃作業」ゆえにこそ、一九七七年にＷＨＯが定義した「依存症症候群」が、後に様々な不整合を呈したとも考えられる。(1)

あまりに明晰過ぎて、元も子もないといった感覚に襲われ、今後精神科医はどうするのかという疑問も生じかねない一節であるが、基本的には異論がない。今さらながら気づかされるのは、精神科医のアイデンティティを否定しかねない危うい対象を、第二世代の医師たちはあの「自己否定」の延長として選んだのかもしれないということだ。

七〇年代を中心とする多くのエピソードは、若い世代から、もしくは私と同世代の人からも、「昔話」として片づけられるかもしれない。もしも二〇歳の私に、四〇年前（一九二六年、大正一五年

＝昭和元年）の話をする人がいれば、はるか歴史の彼方のような気がしただろう。一九三六年に起きた二・二六事件ですら、二〇代の私には遠い昔のできごとであったことを考えると無理もない気がする。

六〇年代末からの学生運動については、さまざまな映画や評論をとおして論じられたが、依存症をめぐる臨床もそのような時の流れに輻輳して変化してきたことについて、もっと語られてもいいはずだ。中心的存在であった精神科医たちが、自己否定・疚しさという全共闘的心性を貫いたことが、七〇年代以降のアルコール依存症の動向に影響を与えたことは否めない。日中国交正常化を果たして四〇年以上が経ったが、中国とはかつて国交すらなかったことを知らない人が増えている。昔話と呼ぶには生々しすぎるし、「疾病概念の脆弱さ」ときっぱり断定的に切り捨てるにあまりに豊かな副産物に満ちている。当事者とのかかわりの先駆性はそのひとつだ。そんな依存症の臨床について改めて語らなければ、単なる昔話になりいつかは風化してしまうのではないかという危惧を、いっそう強めている。

（1）松本俊彦「アディクション概念——その理解と今日的な意義」『日本アルコール・薬物医学会雑誌』Vol. 47, No. 1、二〇一二、一三-二三頁。

第五章　否認の病から家族の医療化へ

中毒から依存症へ

アルコール依存症という言葉が日本において用いられるようになったのは一九七九年のことである。それまでは慢性アルコール（酒精）中毒というのが精神科医療における正式な診断名であった。

「依存症」という言葉を初めて耳にした時の新鮮な感覚を今でも思い出すことができる。それまでも精神科病棟に入院中のアルコール患者さんたちは、「酒に頼っている」「酒に逃げている」と自虐的に語っていたし、「酒に頼らずに生きること」といった表現は、回復途上の人たちから聞かされることはあったが、依存と表現されることは少なかった。Dependenceには、頼る、逃げるより、もっと心理学的なニュアンスが強い。少なくとも私の周囲の関係者は、この新しい診断名の登場を歓迎していた。

理由はこうだ。慢性アルコール中毒を略せば「アル中」となるし、アル中と聞けば路上で酔っ払って眠りこけているホームレスを連想しこそすれ、ネクタイ姿の男性を想像する人は少ないだろう。同じ精神科医療における統合失調症（当時は精神分裂病）という疾病に対する差別感とは異なり、「アル中」はふつうの人は上手に酒を飲めるのに、「好きで飲んで転落したひと」「だらしがなく意志が弱いひと」という蔑視と非難にまみれた、一種のスティグマをはらんだ呼称として定着していたのだ。アルコールなんて努力次第でなんとでもなる、それができないのはやる気がないからであり、そもそも「病気なんかじゃない」という非難である。

どれほど治療関係者が努力してもそれは払しょくできなかった。周囲から本人へのまなざしばかりではない。本人も「アル中」蔑視を深く内面化していたために、飲酒問題が悪化しても「自分はアル中ではない」という治療忌避感が強くはたらいた。

本人たちは酒なくして生きられないと思っており、酒を取り上げられることに強く抵抗するのが依存症者の通常の姿である。その際にひとつの支えになっているのは、「自分はアル中じゃない、本気でやめようと思えばいつでもやめられる」という信念だ。アル中とはすべてを失ってしまったどん底の人、三六五日酒を切らすことができず飲み続けているどうしようもない人を指し、それに比べると自分はずっとましであり、したがってアル中ではない、という結論が導き出される仕組みになっている。アル中とは、治療者にとって百害あって一利なしの言葉なのであった。書いたり話したりするときは簡便なので、この三文字をプライベートな会話の中で使うことはあったが、私は現在まで仕事でアル中という言葉を使ったことはない。

こうした理由からアルコール依存症と呼び名が変われば、世間や本人が抱いているスティグマに満ちたイメージが一掃されるとは言わないまでも、少しは変わるのではないかというかすかな希望を抱いたのだ。それによって、本人たちが自分のアルコール問題を認める際の敷居が低くなるのではないかと思ったのだ。

否認の病

三〇年以上経った今、私の願いは果たしてどれほど実現されたのだろう。精神科医療従事者のほとんどが中毒と依存症との違いを理解するようになり、マスメディアにおいてもアルコール依存症という呼称はほぼ一般化したと言っていいだろう。しかしながら、自分がアルコール依存症であることを認めることへの深い拒否・抵抗は変わっていないように思われる。呼び名が変わろうと、自らの飲酒に問題があることを認めることは、それほど大きな転換と跳躍を必要とするのだ。

援助者側からすれば、命にかかわるのになぜアルコール問題を認めないのだろうという苛立ちと腹立たしさを覚えるだろう。飲み続けていれば、手を伸ばしたすぐそこに死が待ち構えていることは自明ではないか、私はあなたを死なせるわけにはいかない。そう考えるからこそ、援助者は本人にそのことを認めさせたくなるのだ。

医療従事者の教科書には、アルコール依存症は「否認の病」であると書かれている。否認することが病なのか、病を否認することなのか、という疑問を一掃するほど、この一語は現場の実感をずばり表現している。援助者たちの当惑、苛立ち、怒り、敗北感の結晶と思えるほどだ。

アルコール依存症と認めるかどうか、酒をやめるかどうかは、最終的には本人の判断・選択に任されており、それを飛び越えて脅したり騙したりすることは不可能だ。まして違法薬物使用のように、無理やり強いることなどできない。相変わらず飲みつづける態度を「否認」と名づけ、病気を認めないことが病気であるというレトリックを用いることで、援助者たちはかろうじてプライドを保ったのだ。そして、診断することの権力性を如実に表した「自分が依存症であることを認めないのが依存症者である」という前提が定着していった。

疾病概念において、病気の本人が一番苦しいから受診するのであり、あくまで家族は治療協力者であるという位置づけが前提となっている。ところがアルコール依存症はそうではない。否認とは自らの病気を認めないことなのだから、彼らは患者であると援助者からみなされ（identified）はするけれど、当事者ではないのである。

月曜日は宿酔いで仕事を休みがちになる夫、夕食時に酔って妻や子供に言いがかりをつけて暴れる父親。これらを隠しカメラで録画しておけば、三〇分で収録が終わるアルコール問題を抱える家族のありふれたドラマとなる。では、そのドラマの主役はいったい誰なのだろう。さらに援助者の視点を投入すれば、早急に救われなければならないのは誰か、働きかける対象は誰か、という問いが生まれる。

ＤＶ（ドメスティック・バイオレンス）の視点からみれば、酔った夫は暴力の加害者であり、妻と子は被害者だととらえることができるが、あくまでもそれは二〇〇一年のＤＶ防止法制定以後のことである。

医療的視点から誰が病者かと考えれば、酔っている父親は依存症の病態を体現しているかもしれない。しかし否認の病ゆえに彼は当事者性をもたないので、病院を受診しない。道路の真ん中で見知らぬ人に暴力をふるったわけではないので、警察に通報することもできない。とすれば、夫の傍らで途方に暮れて、なんとか事態を収拾しなければと困り果てている妻こそが、働きかける対象として浮かび上がる。こうしてアルコール問題を「否認」する不在の当事者に代わって、家族が登場したのである。視線を家族に焦点化したとき、精神科病院で出会ったアルコール依存症者よりはるかに陰影に富み、語る言葉の豊かな女性たち（妻や母親たち）に出会うことになった。

否認という援助者目線の言葉は、医療パラダイムにおける病者、つまり当事者の不在を明るみに出すことで、皮肉にも依存症臨床における医療の果たす役割を限定することになったと言える。

自助グループによる先行

七〇年代後半、K病院を離れた私は、都内の保健所で実施されていた「断酒学校」、東京都のアルコール依存症者を対象とした救護施設などで細々と依存症臨床にかかわりつづけていた。「断酒学校」は、保健所主催でプログラム化された都内初の試みだった。参加者は本人や妻、親、断酒会員をはじめ、さまざまな見学者も参加していた。日本で誕生したばかりのAAのメンバー（いまではオールドタイマーと呼ばれる）たちと知り合いになれたのも、断酒学校を介してである。

入院中のアルコール依存症者しか知らなかった私は、彼らがどれほど妻や子供たちを苦しめていたかについて想像もつかなかった。精神科医療を離れた私の目の前には、全く異なる風景が広がっていた。

深く印象づけられたのは、妻たちの体験発表であった。飲んでいる夫を自宅に置いたまま、子供を連れて断酒会に出席する日々を繰り返しているうちに、一年後には夫も断酒会に通うようになり酒をやめた。断酒会で、夫が長期にわたり断酒している妻たちから「夫が飲んでいてもあなただけ断酒会に出続けなさい」とアドバイスを受けたことが助けになった。こういった発言が相次いで語られたのである。

なぜ妻が断酒会につながると夫が酒をやめるようになるかについて、当時の日本では理論的根拠が明らかにされていたわけではない。とにかくそのような事実がいくつも生まれていたのである。妻たちの数多くの経験の蓄積は、断酒会をとおして語り継がれ、新たな経験を生みだした。理論が先行するわけでもなく、医療が関与していたわけでもない。そこには、妻の行動の変化が夫の断酒につながったという事実の重みだけがあった。

彼女たちの体験談を聞いた私は、家族（妻）の行動変容が夫の飲酒行動に与える影響の大きさに驚くと同時に、「病院の役割はいったいなんだろう、断酒会に参加するだけで断酒が可能だとすれば……」と深く考え込んでしまった。援助者の役割、専門家の意味についての自問自答は、その後も依存症臨床にかかわりながら何度も繰り返すことになるのだが、精神科医療の果たす役割への疑問を抱いたのはそれが初めてだった。

しかしながら、地域精神保健の場におけるアルコール依存症者や妻たちの言葉や態度に、精神科医療に対する疑念が含まれていたわけではない。むしろ当時の断酒会のメンバーたちから感じさせられたのは、専門家の権威にひれ伏さんばかりの姿勢であった。二〇代の私が「先生」と呼ばれることに抵抗を覚えなかったのは、それほどまでに自然に権威関係が作り上げられていたからだろう。アル中という言葉に込められたスティグマゆえに、非当事者である専門家をことさらに「先生」と呼び持ち上げたのかもしれない。もしくは、もっとしたたかに、精神科医療の力を利用して断酒会の参加者を増やそうという戦略があり、精神科医に連なる権力の末端に位置する存在として私も認識されていたかもしれない。背景には、アルコール依存症の治療に積極的にかかわった医師たちは、いっぽうで断酒会を育てる役割も果たしたという点にある。高知県の医師・下司孝麿が断酒会初代会長の松村春繁をバックアップしたことはよく知られている。

いっぽうAAは、精神科医のバックアップはなく、むしろ専門家と呼ばれるひとたちと、アルコール依存症者である自分たちとの距離を保ちながら発展してきた。そこには、アメリカで一九三五年に誕生してからの歴史がこめられている。

AAの提起する疾病概念

日本でAAが誕生したのは、アメリカで誕生してから四〇年経った一九七五年のことだった。AAは参加メンバーが流動的であり、明確な組織体を形成していないために、正式な人数のデータは存在しないが、近年では大都市周辺における浸透によって、日本では断酒会と並ぶ自助グループとして定着している。

当時のAAが提起した重要なポイントは、「自分たちはアルコールに対するアレルギーをもっているから、アルコールを完全に断つことでしか回復できない」とする考え方である。私も多くのクライエントから、その言葉を聞かされたことがあるが、独自の疾病概念であると言えよう。もう一点は、アルコールをコントロールできないというコントロール喪失概念である。ＡＡの回復を示す一二のステップがあるが、第一ステップには「私たちはアルコールに対して無力であり、思い通りに生きていけなくなったことを認めた」とある。この一節における「無力」(powerless)という言葉が、コントロール喪失の中核概念となっている。

さて、アルコール依存症が疾病であることを最初に定式化したのは、ジェリネックであった。[1]中心をなすのは、一、アルコールに対するコントロール喪失と、二、進行性である。わかりやすく言えば、アルコール依存症者は、アルコールをコントロールできないため飲み始めたら止まらなくなるのであり、その病気は進行していくというものだ。一時、ＡＡのミーティングでは、たとえ断酒していても病気は進行するのだという説が流布していたこともあり、断酒五年目の男性クライエントは「こうやっている間も病気は進行しているんです。それくらいこわい病気なんですよ」と語った。注目すべきは、これらの定式化を裏付けるデータはＡＡメンバーの協力によって集められたということである。

つまり、ＡＡはジェリネックの疾病概念の定式化を推進する役割を果たしながら、同時に医療

(1) Jellinek, E.M. : The Disease concept of alcoholism, Hillhouse Press : New Jersey, 1960

とは別個の活動によって高い回復率を示して脱医療化の方向を示したのである。中にはＡＡが最善の治療法だと述べる人もいたほどだ(2)。ＡＡはこのような歴史もあって、日本に誕生してから、ときどき精神科医との軋轢を生んでいる。たとえば、抗酒剤投与の方法や向精神薬の服用について、主治医の方針とＡＡミーティングの方針との食い違いが生じるのである。「ＡＡメンバーが専門家と協力する方法〜従属ではなく協力を〜」(3)という小冊子を発行して、自助グループの立場から専門家と言われるひとたちへのメッセージを発信しているのも、そのような軋轢や摩擦を回避するためであろう。

医療化される家族

現在ではジェリネックの疾病概念は、多くの反論によって修正や再定義をくりかえしながら後退しているが、まだまだ根強く残っていることは否定できない。それに代わって一九七四年に登場したのが、飲酒の結果生じるさまざまな影響を総称した「問題飲酒」(problem drinking) 概念である。厳密に定義された医学的定義から、現象記述的な概念へと舵を切ったのである。しかしながら、これによって医学的対象からアルコール依存症が外れたわけではなく、むしろ結果として与える家族や社会に対する重大な影響を問題視し、それらを医療の対象としていくという医療化の拡大へとつながったのである。

　実は、一九五〇年代から、アメリカではアルコール依存症の家族に対する臨床的関心は深かった。よく知られているのがジャクソンの七段階説[4]である。これらの研究は主としてソーシャルワーカーによって担われてきたが、医療における治療的関与ではなく、あくまで家族への援助としてであったことは言うまでもない。

　しかし七〇年代後半になると、問題飲酒概念の登場に伴い、アルコール依存症者だけでなく、その妻や子どもたちも治療対象にするという流れが強まったのである。そのきっかけは、アルコール依存症者の飲酒行動を助長して回復を妨げる存在としての「妻」への注目であった。治療対象とするには、妻に対する独自の名前が必要とされ、それがのちに共依存と呼ばれることになったのである。

　すでに述べたような、日本における「家族」の登場に比べると、大きな違いがある。断酒学校

（2）Jones, R.W. and Helrich, A.R. : Treatment and alcoholism by physician in private practice : a national survey. Quarterly Journal of Studies on Alcohol, 33 ; 117-131, 1972
（3）How AA members cooperate with professionals, 12の伝統に沿った活動のQ＆A：NPO法人AA日本ゼネラルサービス（JSO）、2007
（4）Jackson, J.K. : The Adjustment of the family to the crisis of alcoholism. Quarterly Journal of Studies on Alcohol, 15 ; 562-568, 1954

で出会った彼女たちは、飲んでいる夫に代わる当事者であり、回復の先導者であった。決して病理をはらんでいるわけではなく、回復を妨げるわけでもなかった。

アディクションをめぐる新しい言葉

そのようなアメリカの動向を鋭くキャッチする精神科医がいた。その中のひとり斎藤学は、いち早くそれらの考え方を取り入れ、家族への介入をとおして依存症治療の新たな展開を示し、DSM－5で提起されたアディクション概念を、八〇年代半ばに「嗜癖」として定着させたのである。(5)

アメリカにおいて、アルコール依存症者と名指される人たちの当事者性の不在は、治療チームにおける医師の役割を減少させ、コメディカルと呼ばれるソーシャルワーカー・心理士・作業療法士などの役割を増大させることになったが、斎藤は精神科医としてコメディカルの役割を重視し、家族を正面から対象とした。精神科病院における限局された治療から、地域精神保健への広がりを提唱するいっぽうで、医師をはじめとする「治療者無力」を表明することで、多くの専門家に支持され影響を与えることになった。

一九八九年共依存と並んで日本に導入された言葉であるアダルト・チルドレンは、ACと略されることで一般の人々に定着した感がある。ＡＣ概念については、本書で詳しく述べていくつもりである。医学的診断名としてのアルコール依存症から当事者不在のままに家族への注目が生まれ、さらにアディクションという言葉が共有されることで、精神科病院に限定された疾病概念がもっと身近な日常的感覚とともに受け止められるようになっていった。

医療の役割の相対的減衰に見えた否認の病は、実は家族をも包含してもっとポップでライトな装いで医療化を推進することにつながったのかもしれない。近年、アルコール問題と飲酒運転や自殺との相関が注目されつつあるが、国民の健康問題という視座を得ることで、疾病概念が新たなフレームワークによって再編されつつあるようにみえる。いわば精神科医療の「グローバリゼーション」ともみえるこれらの動向が生まれるには、八〇年代から九〇年代にかけての依存症・アディクションの対象拡大と一般化という契機を経なければならなかったのである。

（５）斎藤学『嗜癖行動と家族――アルコール依存症・過食症からの回復』有斐閣選書、一九八四。

第六章　自助グループロマン主義

金曜の午後、会議室の演壇の上には酒の一升瓶が置かれ、銘柄のラベルに代わって「敵」という一文字が書かれた紙が貼られている。それを眺めながら、二〇名ほどの参加者が円形になって座っている。東京都目黒保健所の「断酒学校」は毎回このようにして開催された。

当時の所長だった医師・増田陸郎[1]が七〇年代初頭にアメリカを視察した折、アルコール依存症が精神病院ではなく公衆衛生（当時の表現）の場で、地域に密着しながら援助されているのを見て感動したことから開始された試みである。アルコール問題に対する保健所の取り組みは日本で初めてだったので、自助グループや医療関係者など全国からの見学者は後を絶たなかった。断酒学校の斬新さは、増田や保健師などの保健所スタッフと、外部講師（心理職や精神科医）と断酒会員の三者が共同運営するという形にあった。事前の打ち合わせや終了後のまとめも、断酒会員やそ

（1）一九七〇年に日本自殺予防学会を設立し、一九八三年保健文化賞を受賞した。

の妻たちが加わって行われていた。今では珍しくないが、自律訓練法、心理劇、詩の朗読とキャンドルサービス、本人・家族の体験発表などが組みこまれた全四回のプログラムは、増田の先見的なアイデアによるものであった。そこで私は外部講師として心理劇を担当していたのである。

忘れられない参加者

東京では当時すでに二三区ごとに断酒会の支部があり、「断酒は足から」の言葉どおり、各区で開催される例会を「まわる」ことが断酒継続の基礎と考えられていた。夜間の例会がほとんどだったが、「断酒学校」は金曜日の午後に開催されていたので、多くの断酒会員の妻たちから「まわる」場所として位置付けられていた。まるで四国のお遍路さんのように、東京や近県在住の女性たちが目黒保健所にやってきて、すがりつくように参加していたことを思い出す。

一九六三年の全国断酒連盟結成から遅れること一二年、一九七五年に日本で初めてのAA（アルコホーリクス・アノニマス）ミーティングが開始されたのだが、それと前後して断酒学校にはAAの関係者も多く参加していた。

日本禁酒同盟の小塩完次は、終戦後渡米し、アメリカ各地で開催されているAAに出会い感銘を受け、戦後の荒廃した日本にAAを普及させようとした。高知でそんな小塩の講演を聞いてA

Aの存在を知ったことが、松村春繁による断酒会結成の引き金になったと言われる。当時の私はこのような事実を知らないまま、断酒学校のゲストとして招かれた小塩に出会った。七〇代の後半だった小塩は、増田や断酒会員たちに囲まれて笑顔を振りまいていたが、おじぎをした私を見て「お嬢さん、これからも酒害予防のため、よろしくお願いしますよ」と言った。お嬢さんと言われたことでびっくりしたせいか、その場面を鮮明に思い出すことができる。

もうひとり重要な参加者がいた。自らもアルコール依存症者であったカトリック・メリノール派のアメリカ人神父ジャン・ミニー[2]である。最初に会った時の印象は、日本語の上手な外人というもので、神父とアルコール問題がなかなか結びつかなかったことを覚えている。ミニー神父は、断酒学校に数回訪れており、後に体験発表も聞くことができた。のちに「ミニーさん」と多くのアルコール依存症者から親しみを込めて呼ばれるようになった彼は、一九七五年に新小岩のアパートで第一回AAミーティングを開き、一九七八年にはアルコール依存症者のリハビリ施設みのわマックを開設した。マックのホームページの紹介文は次のようだ。

マックとは、アルコール・薬物依存症にかかった人のためにつくられたリハビリテーション

（2）宮下忠子『ミニー神父とアルコール依存症者たち――やさしいアメリカ人』東峰出版、一九九六。

ン・センターです。一九七八年、自らがアルコール依存症という辛酸をなめ、そこから回復したカトリックのアメリカ人神父が東京の下町に設立したのが始まりでした。この施設は、アルコールと薬物依存症者、その病的な依存から回復に導く手助けを目的とする、日本初のリハビリテーション・センターでした。依存者はここで、アルコールをやめ続ける方法と回復への道を知り、新しい生き方を学び、自立していきます。

平成一四年二月には、特定非営利活動法人（NPO法人）ジャパンマックとして認証を受け、より公益的な活動を展開しています。

三重苦の男たち

東京都清瀬市に建設を予定しながら、住民の反対運動で難渋していたのが救護施設「救世軍自省館」である。その初代館長である黒田勲も、一九七七年開館当時に断酒学校を訪れている。黒田自身も飲酒によってどん底の生活に陥ったが、救世軍に出会うことで断酒できたアルコール依存症者であった。

黒田は、「自省館」の開館にこぎつけたものの、一週間のプログラムをどう構成してよいかに頭を悩ませており、私はそれが縁で週一回の非常勤スタッフとして一九八五年まで通うことになった。

入館者は五〇名で、全員が生活保護受給中の単身男性アルコール依存症者である。多くは精神科病院を退院しても行き場がないために、最後の受け皿として入館してきた人たちだ。単身、生保、アル中という、三重苦の男性たちが五〇人、半年間生活を共にするのだ。

彼らの生活歴は壮絶を極めていた。かつてK病院で出会ったアルコール依存症者と再会することもあった。退院後スリップを繰り返し、妻子と別れ、職を失った果ての姿である。目黒保健所の断酒学校に夫婦で通っていた断酒会員が入館してきたときは、出会った瞬間に息を呑んでしまった。三年間断酒しているという断酒学校での彼の体験発表を聞いた時、きらきらと輝くような断酒後の希望を見る思いだった。しかしその後しばらく経って、再飲酒し精神病院の入退院を繰り返すようになった。長い黒髪の少女のような容貌をした妻は実家に戻ってしまった。断酒会での栄光に包まれた過去を知る私がいたせいか、入館後一か月もたたないうちに彼は行方不明となった。その半年後、東京の西郊にあるアパートで女性と心中しているのが発見された。真夏のせいか、遺体は腐乱していたという。

アルコール依存症者は浮沈が激しく一か所に落ち着いていないように見えるが、遠くに逃げ出しているようで、実は限られた業界の中をぐるぐる回っているに過ぎない。当時アルコール依存症治療に携わっていた病院は首都圏で一〇院もなかったのだから、それらを転々とし、最後は自省館にたどりつくのだ。その姿は、まるで網の目に引っかかった獲物のようである。ネットワークと言えば聞こえはいいが、内実はこうして網に引っ掛けることなのかもしれないと思う。亡くなった彼と自省館で出会ったのは、単なる偶然ではなかったのだ。

ＡＡミーティング

自省館のプログラムも少しずつ充実していったが、開館当初から変わらず組み込まれていたのがＡＡミーティングに通うことである。夕食を早めに済ませ、二〇分近くかけて清瀬駅まで歩き、最寄のミーティング場まで行くことが義務付けられていた。場所さえ選ばなければ、毎日どこかでミーティングが開かれており、土日は昼間も参加できる場所があった。当時すでにＡＡに参加することはアルコール依存症治療の一環として認められていたので、彼らの交通費は生活保護費にプラスされて支給された。自省館がつくった出席カードを持参し、グループのチェアマン（司会者）に押印してもらうことが参加証明となったのである。

彼らは、生活保護を生命線として生きており、病院で患者と呼ばれる状態よりはるかに追い詰められてどん底状態にあった。保護費と引き換えに断酒することを迫られていたのであり、ＡＡに参加することはその意志の表明という意味を帯びていた。

しかし、医療というヒエラルキーを離れた彼らは、びっくりするほど実直であり、病院で見られたような隠れ飲酒はほとんどなかった。アルコールによる多発性神経炎で足が不自由な人や知的障害が疑われる人もいたが、いじめなどは見受けられず、むしろ助け合う姿のほうが印象に残っている。アルコール依存症者は場の力関係に敏感だが、設立当初の、手探りでありながら希望に満ちた自省館という場には、まだ陰湿な支配関係が生まれていなかったのかもしれない。

設立当初の入館者の多くが、満期退館してからそのまま断酒を継続し、日本のＡＡの中心的メンバーとなり、各地のマック立ち上げにかかわったのは事実である。ＡＡにはミーティング以外に、ラウンドアップという集まりがある。首都圏のＡＡメンバーは、横須賀や横田の米軍基地内のＡＡラウンドアップ(3)に参加することも多かった。在日米軍の中には多くのアルコール依存症者が存在しており、基地内でＡＡミーティングが開かれていたからである。当時の私は、ＡＡミーティングに参加すれば基地がフリーパスになるという話に驚かされた。

ミニー神父が日本でＡＡミーティングを始めたのも、彼自身がスリップをしないために断酒する仲間を求めていたからである。アル中に出会う確率が一番高いと聞いて、そのために彼は山谷に出かけていったのだという話を、何度も聞かされたことがある。

(3) もともとは羊や馬たちを一か所に集めて焼き印を押すことを表していた。そこからアルコール依存症者たちが一か所に集まって互いに依存症者であることを確認する意味に転じ、さらに大勢での集まりや娯楽を意味するようになった。

救世軍が運営していたため、自省館での昼食の前には必ず賛美歌を唱和した。信仰をもたない私も、口パクをするうちにその一節を歌えるようになった。断酒会には、家族同伴という暗黙の前提があったが、自省館には家族に代るものとして宗教が色濃く浸透していた。

夜間集会の熱気

一九七五年、久里浜医療センター（現国立病院機構久里浜アルコール症センター）で、第一回のアルコール研修が実施された。閉鎖病棟での非人間的な治療を転換させ、開放病棟における集団療法を基本とした、いわゆる「久里浜方式」を全国に普及させることを目的としていた。職種別の宿泊研修を基本としたため、医師、ソーシャルワーカー、保健師と対象を拡大するにつれて、全国各地のアルコール依存症関係者は独特の緊密なつながりをもつようになった。アルコール依存症のもつ精神科医療における辺境性ゆえに、同じ志を抱く援助者、中でも医師たちは同類意識がひときわ強かったからだ。それは、出身大学で峻別される学閥的意識をはるかに超えていたように思える。

一九七九年には、それを母体として「日本アルコール医療研究会」が生まれ、年に一回持ち回りで全国で開催されるようになった。全体集会が終わると、分科会ごとに「夜間集会」が開かれ、それこそ夜を徹してアルコールを飲みながら熱く語り合うのが常だった。どの専門領域にも独自のつながりがあり、学会のたびに集まって熱弁をふるう光景は珍しくないが、もしこの研究会に特徴があるとすれば、医師のみならず、ソーシャルワーカーや看護師、保健師、心理職、さらに自助グループのメンバーも巻き込んだ集まりであったこと、医療のヒエラルキーが解体された混沌とアモルファス状の雰囲気に満ちていたことだろう。

毎回、地方の観光ホテルを借り切った会場では、深夜までいくつもの部屋で夜間集会が続くのだった。ある時から徹夜でアルコールを飲むことは自粛するようになったが、集会の雰囲気は変わらなかった。全員が車座になって座りひとりずつ発言していくのだが、全員が自分の体験を熱く語るのだ。中には複数の分科会をはしごして回り、一番おもしろそうなところに定着する人もおり、人気のある分科会はあふれんばかりの人数となる。

よく見ると、それはアルコール依存症者の集団精神療法と同じ方法であり、結果的に同じ効果を生みだしているのだった。酒量は異なり内臓障害の程度は異なっても、同じアルコールを飲んでどうしようもなくなったことは同じである。この共通体験があるからこそ生まれる反発と共感が、集団精神療法の場には満ち溢れている。それと同様に、いつのまにかアルコール依存症というマージナルな疾病にかかわり、格闘しながら無力感に打ちひしがれ、それでもなお彼らの回復に寄与する専門家であるという確証を密かに切望しているという共通項が、夜間集会の場を支えていた。

八〇年代に入り、アルコール依存症をとりまく環境は大きく転換した。日本経済の発展とアルコール摂取量との相関を表すように、戦後三〇年余のあいだに日本国内の総飲酒量は九倍近くに膨れ上がっていた[4]。一九八五年には厚生労働省（当時は厚生省）が酒類の広告や販売に規制が必要との方向性を打ち出した。それと時を同じくして、一九八三年にはＡＳＫ（アルコール問題全国市民協会、現・アルコール薬物問題全国市民協会）が設立された。のちに、依存症者の家族などから出発した市民団体として、その後予防啓発や独自の調査にもとづくさまざまなアクションを起こしていくことになる。一気飲み防止キャンペーンなどはその代表的なものである。

一九八〇年には薬物依存症の自助グループＮＡ（Narcotics Anonymous）が開始され、一九八五年には近藤恒夫ら[5]によって日本初の薬物依存回復施設ダルクが東京に誕生した。これらの動きは、入院治療を中心とした精神科医療から、地域精神保健、市民運動、自助グループ、さらには民間相談機関へと大きく範囲が拡大することにつながり、依存症に加えて嗜癖・アディクションという言葉が共有されるきっかけとなった。

依存症の臨床という視点からふり返ると、八〇年代から九〇年代にかけての対象拡大、方法論の多様化、各種自助グループの誕生は、今から思えば熱気に満ちていた。業界という言葉に込められた辺境意識が、精神科病院の枠を超え、医療というヒエラルキーから解放されて、一気に花開いたかのように思える。

三者無力というレトリック

その中心に位置していたのは間違いなく精神科医の斎藤学であった。彼の著書[6]における三者無力（本人も治療者も家族も無力と絶望にうちひしがれる）という記述は、当時の私にとって医師の無力さを自己申告したかのように受け止められた。たしかに七〇年代から出会ってきた多くの精神科医たちは、アルコール依存症者の前で無力感に襲われているかに思われたが、明確にそう断言した医師は斎藤が初めてだった。そのことが、斎藤がスーパーバイザーを務めていた原宿相談室という民間相談機関に身を投じるきっかけになったのは事実である。アルコールを「飲む・飲まない」に対してひとしく無力であるという主張は、相対的に医師以外の職種の役割を強め、自助グ

（4）一九五二年には八三万キロリットル、一九八五年には七二四万キロリットル（国税庁の統計による）。
（5）近藤恒夫『拘置所のタンポポ――薬物依存・再起への道』双葉社、二〇〇九。
（6）斎藤学『嗜癖行動と家族――過食症・アルコール依存症からの回復』有斐閣選書、一九八四。

ループの役割を最重要視するというヒエラルキーの逆転を主張することになる。しかし、それは一種の煙幕の役割を果たしたのである。

ヒエラルキーの逆転に身を任せた身振りをすることで、もっとも価値を高めるのはほかならぬ医師であることに、当時の私は気づいていなかった。そして素朴な感動が医師の力に圧倒される現実に取って代わられるのにそれほど時間は要しなかった。無力という言葉が、一種のレトリックに過ぎなかったことに早晩気づかされることになる。

自己開示と自助グループロマン主義

アルコール依存症やアディクションを理解するにはまず自助グループに参加すること、これは当時の業界においてひとつの常識となっていた。ＡＡのオープンミーティング（本人以外の友人・家族・援助者などにも開かれている）や、数々の自助グループ主催の催しに積極的に参加することが、よき援助者の証なのであった。もともとアルコール依存症においては、本人の回復と並んで、家族の回復の重要性が認識されてきたが、それと並んで専門家・援助者の回復が、三者がひとしく無力であるという平等性と等価性によって強調されるようになったのである。本人も家族も、そして専門家も無力であるという主張は、多くの援助者を惹きつけた。

八〇年代に入ると、保健所のアルコール依存症のミーティングにおいては、七〇年代の目黒保健所断酒学校とは大きく様変わりし、保健師も参加する家族も、ともに「自分のこと」を語るように促された。司会の保健師は、自分の個人的生活について、たとえば「私と夫の関係は……」というように語らなければならなかった。参加している妻たちは、夫は酒をやめませんと語るのではなく、「私は……」と語らなければならなかった。慣れるまでは「どうして保健師さんの身の上話を聞かなければならないのかと思いました」という女性もいたほどだ。

それがさら発展していくと次のような光景になる。一〇〇人以上のアルコールや薬物依存症者とその家族が集まっている会場で、檀上に上がった精神科医が語る。「僕はずっと女性依存症でした。今まで本当に何人もの女性と関係を持ってきました……」。別の精神科医は、患者の話を聞きながら「私の父もアルコール依存症だった」と涙を流して語り、患者は医師の話を黙って聞いている。

このような積極的な自己開示は、他の職種はもちろんだが、もっとも衝撃的なのが医師によるものである。聞いている依存症者や家族たちは、偉い先生も同じだと思い親近感を抱いたのだろうか。

精神科医たちはそうすることが、ひとしく無力であるという平等性に忠実だと考え、当事者に対する自己開示の度合いの強弱によって、治療者の良心が測られると考えていたのかもしれない。

そればかりではない。おそらく八〇年代から飛躍的に増加した自助グループ、それとともに蓄積された回復の語り（どうやって断酒・断薬して生きてきたか）の数々が、レトリックとしてではなく、現実に専門家との平等性や対等性を突きつけることになったのも大きかった。断酒会を中心とした家族と一体化した美しい断酒の物語や、陰影に富んだ生育歴から語られる個としての回復物語は、精神科医たちを深く惹きつけたのではないだろうか。極論すれば、そこからは依存症当事者に対するわずかな憧れと、自分たちも自己開示することで逆に承認を得たいという欲望を読み取ることができる。

「あなたたちはそうやって依存症になったことで仲間を得た。自分の経験を聞いてくれる場も得た。私たちにそんな場はない」という憧憬が、精神科医たちの自分語りを駆動したのであろう。当事者（自助グループのメンバー）の回復を援助するなどというおこがましい行為より、無力な専門家としてまず自分たちが回復を目指さなければというカムアウトが、一体何をもたらしたのだろう。

前章まで、七〇年代に多くの精神科医たちが疚しさとともにアルコール依存症者と格闘し、対等性を示すことで自らの正当性を獲得するという屈折した表現を見てきた。それに対して、九〇年代にかけて大胆な自己開示を行った精神科医たちを駆り立てたものを、自助グループロマン主義と呼びたい。自らの経験を得々として自己開示する姿の源流を、あの夜間集会の熱気に求めることができる。到底ひとつの形容詞で表すことはできないが、治療者無力というレトリックで正当化された逆転された権威主義と、カムアウトに伴うロマン主義と呼ぶにふさわしい一種の自己陶酔と、当事者への憧憬と承認欲求を感じ取ってしまうのだ。

二〇年を経ることで生じたこのような変貌の背景に何があったのか、そして八〇年代に始まる自助グループカルチャーとはどのようなものだったのだろう。

第七章　求められていた言葉

取り締まりから「治療」へ

日本の精神科医療は、ＤＳＭを軸にしながら変動してきたし、今後も影響を受けつづけることはまちがいないだろう。中でもアルコール・薬物依存症を代表とするアディクションは、アメリカ社会の変動と大きく連動している。

七〇年代末から八〇年代にかけて、アメリカでアディクション治療産業の隆盛ともいうべき流れが生じたことが、日本にも大きな影響を与えている。アルコール依存症が犯罪や不摂生によるものでなく、病気であるという認識が広くいきわたったこと、精神保健の対象としてあつかうべきであるという考え方が広く共有されるようになったことが大きい。さらにＡＡの成長が、依存症の回復が可能であるという姿を示したこともその動きに輪を掛けただろう。もちろん個人主義的で独立と自己責任を強調するアメリカンドリームの裏面としての側面も否定できない。中でも、一九六〇年代後半から一九七五年にかけてのベトナム戦争が大きな影を落としていた。イラク戦争の影響が帰還兵の自殺やアルコール・薬物問題として表出されたように、ベトナム戦争帰還兵たちのアルコール・薬物問題の深刻化が、一連の政策決定の後押しをしたのである。

一九六三年、J・F・ケネディ大統領は精神保健対策の充実を国家戦略の上位に置き、さらにリンドン・ジョンソン大統領（自身もアルコール問題を抱えた経験があることを明らかにしていた）が精神保健政策を推し進めた。それらが結実したのが、総合アルコール症予防及び治療法（the Comprehensive Alcoholism Prevention and Treatment Act）である。これは別名ヒューズ法（the Hughes Act）とも呼ばれている。一九七〇年にニクソン大統領によって署名され法制化された同法は、これまでのアルコール・薬物依存症をめぐるさまざまな運動を治療モデルとして定式化させ、数多くの治療プログラムを生んだ。

一連の動きに重要な役割を果たしたダン・アンダーソンは次のように述べている。

一九七三年、アメリカ合衆国内には、およそ五〇〇か所のアルコール症治療プログラムがあった。一九七七年までに約二四〇〇か所になった。NIAAA[1]の最初の一〇年間には、四億六八〇〇万ドルが州への補助金として、六億五四〇〇万ドルが事業資金としてそこから供給された。このような補助金は、それまで何も存在しなかったところにも、あるいは他の多数のプログラムの改善や近代化のためにも、全国的に供給された。[2]

このような国の補助金によって、アルコール・薬物依存症をめぐる治療産業が誕生したが、さらに拍車をかけたのが保険業界の進出であった。もともと生命保険会社は、アルコール依存症は不摂生の結果生じたものであり、早死にしてしまうために利益を生まないと考えることによって保険適用から除外してきたという歴史があった。本人が加入を希望してもアルコールの既往歴の存在によって保険加入は拒否されてきたのである。

しかしながら、一連の政策変更によってアルコール依存症が「病気」であることの認識が保険業界にも徐々に広がり、入院治療中のアルコール患者に対する保険給付から先鞭がつけられた。その後アルコールの治療施設全体に対する保険給付へと拡張され、七〇年代の中盤までには外来治療やカウンセリングに対して保険給付が実施されることになった。

このような動きは、いわばアルコール依存症が経済的利益につながる「病気」であることの証

（1）アルコール乱用とアルコール症国立研究所（National Institute on Alcohol Abude and Alcoholism）

（2）Anderson, D. : Celebrating Forty Years of Progress : *A Look at the History of Alcohol/Drug Treatment*. Presented at the 40th Annual Conference of the Alcohol and Drug Problems Association, August 27–30, Washington DC ; 11, 1989

明となり、病院から地域医療へと治療の場が広がっていった。これまで辺境に置かれていたアルコール依存症がお金に結びつくという転換は、新たな治療参入者も生むことになったのである。

コメディカルと呼ばれる人たちにとっても、保険給付は大きな意味を持っていた。病院内治療の限界を破って、それぞれが独立開業することが可能になったのである。治療成績というエビデンスを示すことができれば保険会社との契約は可能となり、医師でなくてもプライベートプラクティスの名のとおり、個人で相談・援助機関を経営するための財政的基盤を形成できるようになったのである。また、ソーシャルワーカー、サイコロジストやナースといった職種の人たちが開業できたのは、アルコール依存症本人だけでなく、その家族を援助対象にできたことも大きかった。

狭義の治療機関である病院から地域へ、医師からコメディカルへ、本人から家族へと、アディクションの治療・援助機関の拡大は、補助金と保険給付による財政的裏打ちによって実現したのである。急激な動きは、アディクション概念の拡大解釈と水増し、治療・援助施設の増加に伴う質的低下、さまざまな自助グループの誕生、大衆心理学（ポップサイコロジー）的言説の流通につながった。

当然ながら、動きは並行して多くの反発も生み、八〇年代末にはアルコール依存症の疾病概念に対する疑義(3)が提起され、アルコール治療施設の内幕暴露(4)も相次いだ。いわばアルコール産業隆盛に対するバックラッシュともいうべき動きであるが、ロナルド・レーガン大統領が、薬物依存症に対して治療より法執行優先の厳罰化（zero tolerance）に踏み切るに至って劇的転換が起きた。

犯罪化から疾病に、法的取締から治療へと触れた振り子が、再度司法・犯罪化の方向に揺り戻されたのである。のちにこの時代を振り返って「一九九〇年代はアディクション治療産業の酔いがさめた一〇年間であった[5]」と述べる意見もある。

二つのキーワードの誕生

このようなアメリカのアルコール依存症やアディクションの動向を振り返ってきたのは、時間差はあるものの日本のアディクションをめぐる状況と重なる部分もあると思われるからである。八〇年代前葉で、自助グループロマン主義と形容した一部の精神科医による自己開示的行動は、

（3）Fingarette, H. : *Heavy Drinking : The Myth of Alcoholism as a Disease*. Berkrley : University of California Press ; 1, 1989
（4）Lewis, J. : Adverse Publicity on Raleigh Hills Hospitals Has Spawend Federal Inquiries. Alcoholism Report, 10 : 1–2, (March), 1982
（5）White, L, William. : *Slaying the Dragon-The History of Addiction Treatment and Recovery in America*. Bloomintom Illinois : Chestnut Health Systems/Lighthouse Insitute, 1998（鈴木美保子他訳『米国アディクション列伝――アメリカにおけるアディクション治療と回復の歴史』特定非営利法人ジャパンマック、二〇〇七）

のアメリカにおけるアディクション産業の隆盛と無関係ではない。

さて、七〇年代末のアメリカにおいて、コメディカルであるソーシャルワーカーによって生み出された二つの言葉①アダルト・チルドレンと②共依存を、依存症をめぐる臨床のキーワードとして位置付けたい。いずれも精神医学による診断用語ではなく、学術的に厳密に定義されているわけではない。

②は、もともとアルコール依存症者の妻たちが良かれと思って夫を助ける行動が却って飲酒行動を助長してしまうこと、それがあたかも夫に依存しているかのように見えることから生まれた言葉である。臨床場面では日常的な、酔った夫とその妻の間に繰り広げられる絶望的で出口のないようなドラマは、おそらく日米共通なのかもしれない。のちにA・ギデンズ(6)が再定義しているが、当初は臨床現場の実感に基づいた言葉として生まれたものである。

アルコール依存症本人ではなく、家族の特徴を表現した①②は、結果的にアルコール産業の隆盛の一翼を担うことになった。治療協力者でしかなかった家族が、独自に命名されることで、家族も本人と並んで独自に回復する存在となり、ひいては本人が飲み続けていたとしても、家族は別個に援助を求めていくことが望ましいとさえ考えられるようになったのである。狭義のアルコール依存症治療から、多くの人の関心を惹きつけるアディクションへの転換も、二つのキーワード抜きには考えられないだろう。

広がりの背景と方法論への傾斜

実例も交えて、①についてわかりやすく書かれた本『私は親のようにならない』(7)は、アメリカで多くの読者に歓迎され広く受け入れられた。アルコール依存症の家族において、子どもたちが親の飲酒行動によってどれほど深い影響を受けて育つのかを活写し、読者が「自分の親もアルコール依存症だった」「私はアダルト・チルドレンだ」とカムアウトする機運を生んだ。その後、有名人による告白本が相次いだのも反響の大きさを表している。

また一九八〇年に発表されたＤＳＭⅢにＰＴＳＤが登場したことも、この動きを加速した遠因だろう。背景にはベトナム戦争帰還兵を中心とした退役軍人たちによる政治的圧力があり、七五年に収束した同戦争の戦後処理の意味合いがあったことが指摘されている。因果を問わない操作主義と多軸診断法が全面に出たという点でそれまでとは大きな転換を見せたＤＳＭⅢにあって、明らかに被害を表すＰＴＳＤという因果関係措定的な診断名は異質である。現在の自分の不調が

(6) Giddenz, A. : *The Transformation of Intimacy : Sexuality, Love and Eroticism in Modern Society*. UK : Polity Press, 1992（松尾精文・松川昭子訳『親密性の変容――近代社会におけるセクシュアリティ、愛、エロティシズム』而立書房、一九九五）

(7) Black, C. : *It Will Never Happen to Me!* Denver Colorado : M.A.C. Printing and Publishing, 1982（斎藤学監訳『私は親のようにならない――アルコホリックの子供たち』誠信書房、一九八九）

何らかの被害によるものであるというPTSDの基本となる認識は、アダルト・チルドレンという言葉の含意する親のアルコール問題による被害とその影響の強調とに通底するものである。

しかしながら、アメリカにおいては、①より②の与えた影響のほうが大きかったようだ。依存という言葉の持つ否定的意味合いが日本と比べものにならないほど大きいのは、合衆国の基礎として独立（independent）という価値が含意されているからだろうか。

日本でも翻訳されているピア・メロディの著作[8]を参照すると、さまざまな人間関係の問題や障害を表現する一種のマジックワードとして、共依存という言葉が使用されている。さらに、独立・自律的態度の対局にあるしがみつきや離れられないことを、親から受けたトラウマに帰すことで、それを癒せばすべて解決するという道筋が示される。そのために駆使される方法は、催眠や前世療法などといった諸技法を折衷したものである。単純化された図式と前景化する方法論のセットによって、この言葉は浸透していった。

①と②はアメリカでは連続体として把握されており、傷ついた子ども時代を想起してそれを癒せば解決されることが強調される。一九八〇年代には、前世療法の公開セラピーがテレビで放映されたことによって一大ブームが巻き起ったという。二〇〇五年から放映された日本のテレビ番組「オーラの泉」によるスピリチュアルブームと、どこか共通点を感じさせられる。

プラグマティックな方法論を伴ったアメリカン・ポップサイコロジーと呼ばれるこれらの動向は社会の心理学化を生み、アディクション概念と①②の二つのキーワードはその一翼を担ったことになる。

家族を対象とした初期介入

さて、一九八〇年代の日本はアルコール問題をめぐるネットワークづくりや専門家を中心とした研究会、さらにはアルコール依存症をめぐる市民団体などが続々と立ち上げられていたが、①と②はまだ日本には届いていなかった。というより、アメリカの文献を検索したり、訪米や留学経験によって知識を得ていた人はいただろうが、日本の現実とつなげるまでに至らなかったといったほうが正確だろう。アメリカがそうであったように、日本で先の二つのキーワードが受け止められるには、コメディカルの人たちが臨床経験を積み発信する力をつける必要があったし、そのことを認識して牽引する精神科医の存在が必要だったのである。

既に述べたように、当時東京都精神医学総合研究所に所属していた斎藤学による「三者無力」という言葉に惹かれた私は、八五年から民間の原宿相談室に勤務した。そこでは家族に対する初

（8）Melody, P.; Miller, A. ; Miller, J. : *Facing Codependence. San Francisco* : Harper San Frncisco, 1989（水澤都加差訳『恋愛依存症の心理分析――なぜつらい恋にのめりこむのか』大和書房、二〇〇一）

期介入を実施することをひとつの重要な機能としており、そのモデルとなっていたのが、アメリカ・ミネソタ州にあるアルコール依存症回復施設ヘーゼルデンであった。保険給付や補助金など望むべくもない日本での経営基盤は、クライエントからのカウンセリング料金だけであった。その点がヘーゼルデンとの決定的な相違点であることは、強調しておかなければならない。

当時の斎藤がアメリカのアルコール依存症治療の趨勢を把握しており、家族への介入こそが鍵を握る時代が来ることを予測していたことは間違いないだろう。

相談室では、夜間定期的に研究会が持たれた。首都圏のアディクションに関心のある援助者が、仕事が終わってから自主的に集まってくるのだった。斎藤を中心として、福祉事務所の生活保護担当のケースワーカー、保健師、病院のケースワーカー、大学の研究者などが参加していたが、私のような心理士や精神科医の参加は多くなかった。依存症の本人を対象とする職種は、家族介入やシステム論的アプローチに対して距離を感じていたのかもしれない。

原宿の小さなビルの一室に集まった全員を包んでいたのは、依存症・アディクションの現場が、精神科病院の入院棟を離脱して本人から家族へ、さらには地域へと広がる未踏の地であるという共通認識であった。冷徹な家族の現実を突きつけられたとき、依存症本人の回復だけを過剰に美化することは許されなかった。背後にあって、それまで不可視の存在であった家族に介入することが緊急に迫られていた。介入のために何より必要なものは大胆な連携だったので、研究会にやってくるメンバーの存在はどこか同志のように心強かった。

そのようなつながりが基盤となって、一九八九年一一月に東京都精神医学総合研究所主催の「アルコール依存症と家族」という国際シンポジウムが開催された。シンポジストの一人としてアメリカから招待されたのが、ソーシャルワーカーであるC・ブラックであった。一九八二年アメリカでベストセラーとなり、アダルト・チルドレンという言葉の広がるきっかけとなった彼女の著書『私は親のようにならない』が開催に合わせて翻訳され、会場で販売された。私も翻訳を分担していたので、一一月のシンポジウムに合わせて八月の暑い日に、当時まだひらがな変換だったワードプロセッサーを駆使して翻訳に励んだ記憶がある。

日本のアルコール依存症の関係者に、アダルト・チルドレンという言葉が共有されたのはそれが初めてだった。その本の中にはもちろん共依存という言葉も登場する。

会場である田町の笹川記念館のホールには、多くの医療関係者に加えて、ソーシャルワーカーや保健師、さらに市民団体関係者、自助グループのメンバー、カウンセリングに訪れているクライエントなど、多彩な層の聴衆が詰めかけており、熱気に包まれていた。

七月に原文を手渡され翻訳を開始したのだが、奇妙なことに、数行読んだだけで残りの文章の内容が予測できてしまうのだった。訳すほどに新しい内容が開けてくるのではなく、行間から読み取れるのは、すべて私がそれまでの臨床で経験したことだった。それどころか、シンポジウムの会場で本を手に取った人たちの多くも、「読む前からなんだか内容がわかっちゃう気がする」と笑いながら語るのだった。それを聞いて、ああ、同じなのだ、と思った。

たぶん、会場で本を手に取った人たちも、私と同じものを欲していたのだ。アルコール依存症の家族にかかわりながら、ずっと抱いていた違和感と謎の正体を知りたかったのだ。

精神科入院棟の面会室でそれほど珍しくない光景がある。肝硬変末期でどす黒い顔色をした中年男性のアルコール患者さんと、あきらめきった顔つきでそんな夫をののしる妻、その間に立って献身的に両親の仲介をする息子。どう見ても彼はエリート社員の風貌である。時には、やさしげでかいがいしい娘だったりする。なぜこの両親のもとで育った息子（娘）がこれほどまでにやさしく、親思いで優等生なのだろう、そんな疑問が澱のように溜まっていた。

アダルト・チルドレンという言葉は、そのような違和感や疑問を一瞬のうちに氷解させてくれるものだった。酔って暴れるどうしようもない父、子どもを育てる余裕もないほど夫のアルコールで苦しんでいる母、その中で病や犯罪を免れて育つためにはたった一つの道しか残されていない。親の役割を果たせない人たちを、子どもである自分が逆転して保護し支えていくという道である。駱駝が針の孔を通るような、そんな狭い道であるが、生き延びるにはそれしか残されていない。彼（彼女）らはこの上なく「いい子」でいるしかなかったのである。

このことを、私と多くのアルコール関係者は一つの言葉によって瞬時に了解したのである。

二つのキーワードは、客観的で医学的な定義とは別の世界から誕生した。翻訳中に私を襲ったあの奇妙な体験のように、何よりまず先に経験があったのだ。それは極めて主観的な世界に閉じ込められており、外部から到来する言葉をずっと待ち構えていたかのようだ。その言葉によって、個々の援助者が個別に抱えていた経験が同じ名前によって共有化され、つながったのである。おそらくアメリカのコメディカルの人たちも、同じ思いを抱いていたのではないだろうか。

シンポジウム終了後、二つのキーワードが日本中のアルコール依存症関係者に広まるのに、それほど多くの時間はかからなかった。精神科医たちはいうまでもなく、コメディカルの人たちに二つの言葉は瞬く間に共有され、全国規模の研究会や学会ではアルコール依存症の家族を語るときの欠かせないキーワードとなったのである。

相談室では、当時からアダルト・チルドレンのグループカウンセリングは実施されていたが、多くの精神科病院からアルコール依存症の入院患者の娘や息子たちが紹介されて来談するようになった。しかしながら、この言葉がもっと広く、アルコール依存症という枠を超えて多くの人たちに受け入れられるときが来ようとは、当時の私は想像もしていなかった。

泥沼化し勝利を収めることのできなかったベトナム戦争が、アメリカにPTSDという診断名を広めた契機となったように、日本では、一九九五年一月一七日の阪神淡路大震災が同じ役割を果たした。大きな災害は、物理的のみならず、被災者に深い心的被害を与えることが注目され、

ＰＴＳＤやトラウマという言葉が広く大衆化したのである。九六年に生じたアダルト・チルドレンをめぐるブームともいえる現象は、「被害」という視点を媒介として、その流れの中に位置付けられるだろう。

第八章　援助か使役か

　東日本大震災発生から三年半が過ぎようとしている。あの日の東京は気温が低く、出勤途上に原宿の街を歩きながら、陽射しの強さと風の冷たさがちぐはぐな感じがしたことを今でも思い出す。その一六年前の一九九五年一月一七日早朝、阪神淡路大震災が発生した。その二日前の一月一五日、神戸から帰宅したばかりだった私は、第一報を聞いたとき不謹慎なようだが真っ先に、あの輝くような夜景がどうなってしまうのだろうと思った。二つの大きな震災をはさんだ一六年間で、日本の心理臨床や精神医学がどれほど変化したのかは、被災者に対する支援のあり方をみてもよくわかる。「こころのケア」は阪神淡路大震災を経て初めてその重要性が認知されるようになり、ＰＴＳＤという専門用語が新聞の一面トップに躍るまでになった。

　東日本大震災発生時のtwitterによる情報拡散や共有、インターネットの活用とまではいかなかったものの、阪神淡路大震災のテレビによる中継は日本全国に神戸の被害を伝えることになった。三月に起きた地下鉄サリン事件の不気味さも震災後の不安に輪を掛け、トラウマということばはあっという間にひとびとに共有され、日常用語化するまでにいたった。一九九五年は犯罪や災害をきっかけとして心的被害が身近なものになった点において、被害者元年というにふさわしい。

同じ年の一九九五年一二月、私は一三人の女性スタッフで心理相談機関を開業した。保険診療を柱とする精神科医療でもなく、無料である公的相談機関でもない。カウンセリングをうけるためには一万円札が必要になる。そんな私たちが、経営的に生き残っていける保証はどこにもなかった。時を同じくして『アダルト・チルドレン――自信はないけど生きていく』（西山明、三五館、一九九五）が発売され、その本の後半には著者である西山明（当時・共同通信社）と私との対談が収録された。

巻末に「原宿カウンセリングセンター」という私の所属、住所とTEL・FAXを掲載してもらったのも、ひとえに相談機関としての知名度をアップするためだったことはいうまでもない。

年が明けた一九九六年一月半ば、出版社より「いやにあの本が売れてるんですよ、正月休みが明けても売れ行きが全然落ちないんです」と弾んだ声で連絡があった。

売れ行きが好調だったせいか、出版社から私にも執筆の依頼があり、五〇歳になって初めて本を出版することになった。拙著『アダルト・チルドレン完全理解――一人ひとり楽にいこう』（三五館、一九九六）はこのようにして世に出ることになった。その後『アダルト・チルドレンと家族』（斎藤学、学陽書房、一九九六）、『アダルト・チルドレンと共依存』（緒方明、誠信書房、一九九六）、『アダルト・チルドレンと癒し――本当の自分をとりもどす』（西尾和美、学陽書房、一九九七）と関連書の出版が続き、それ以外にもいわゆるＡＣ本とくくることのできる書籍が続々と出版され、大手の書店にはアダルト・チルドレンコーナーまで登場した。このような一種の流行語化には、本来の意味から離れて大衆化するための加工、拡大解釈、読み替えが必ず伴うものである。ニートや引きこもりといった言葉もそのように広がり、多くの人は本を読まず語感だけで解釈を試みただろう。おとな子どもがアダルト・チルドレンだという受け止められ方は、若者批判の言葉として今日にいたるまで定着している。

アダルト・チルドレン（以後ＡＣと略す）ということばの広がり方は、類書の多さが表しているように当初から多様性を帯びていた。その曖昧さゆえに解釈の多様性を許し、ブームというに等しい受け止められ方につながったのである。

前章で述べたように、アメリカでコメディカルによって「現場の臨床実感・経験に基づき名づける必要から生まれた」ために、その誕生に際して精神科医は介在していなかった。結果的に、精神科医療の診断名となることを免れ、医療モデルの枠から自由になったことと引き換えに、客観性に乏しい言葉となった。それがＡＣの解釈の多様性を生んだのである。今日まで精神医学や臨床心理学の学術用語として扱われたことはなく、どちらかといえば社会学の研究者のほうが、

（1）加藤篤志「アダルト・チルドレンの語られ方――雑誌記事の分析より」『茨城大学人文学部紀要　コミュニケーション学科論集』No. 4、一九九八、一六五－一八〇頁。

アダルト・チルドレンということばの広がりや反応に関心を向けてきたといっていいだろう。(1)ブームとなった九六年以来私にとってＡＣは大きなテーマであり続けているが、本章では引きつづき、精神科医の反応を中心に考えてみたい。

発端となった著書が新聞記者によるものだったことが象徴するように、関連書を書いている精神科医は斎藤学、緒方明、大越崇の三人だけである。他はカウンセラーやソーシャルワーカーや当事者によるものであり、ＡＣということばが狭義の精神科医療の枠をはみ出ていたことを表している。

九六年から九七年にかけての、ＡＣに対する精神科医の反応を三つに分けてみよう。①ＡＣと共依存を精神医学的基準から把握しなおし病理性を明確にしようとする。ＡＣとは境界性人格障害の別名であるとする雑駁な発言も含めて、医療モデルに包含しようとする反応。②親のせいにする甘えや未成熟さを助長するとして、批判的に距離をとり、時には無視をするという反応。③外来の診療やクリニックのデイケアに活用し、積極的に取り入れていく反応。

精神科医の重要な役割が正確な診断にあることを考えると、①は当然の反応であろう。ＡＣについて医師として正面から取り組もうとする姿勢がなければ生じない反応ともいえる。②の反応は次のようなエピソードにみることができる。「このところ自分勝手にＡＣだと言って受診するひとが増えて困ってるんだよね」「自分で診断しちゃって、先生回復させてくださいって言われてもさ」。当時学会や研究会で出会った数人の精神科医から言われたことばである。

もちろん笑いながらであるが、やんわりとしたクレームである。私はたいてい「すみません」とあやまってみせたのであるが、内心なんて正直なのだろうと思った。診断するのは医師なのに、患者が「私はアダルト・チルドレンなんです」と名前をつけることそのものが許せなかったのだろう。そんな患者はたいてい境界性人格障害に決まっている、口を開けば親のせいにするのは甘えであり、未熟なパーソナリティの証明だ。彼らはそう考えて、ACというやっかいなことばにはあまりかかわらないようにしたのだ。

デイケアとセットになったクリニック開業

③の反応は、本書で繰り返し取り上げてきた第二世代の精神科医たちにみられた。彼らは、精神科医療における辺境意識が強かったし、医師としての権威や伝統からは距離をもたざるをえなかった。断酒会やAAのような自助グループとの深いつながりや、家族会のバックアップ、パラメの登用といった試みは先進的であったが、それらは依存症臨床における医療モデルの脆弱性の裏返しの表現でもあろう。しかし、どれほど脆弱であろうと、アルコール関連医療において彼らが医師である限りヒエラルキーの頂点を占めることに変わりはない。

精神科医の世界における達成は、医師全般がそうであるように、経済力ではなく大学の医学部の教授というポストをその頂点とするようだ。臨床より研究のほうが相対的に地位が高いとみなされるのは、臨床心理士の世界でも同じである。第二世代の中でそれを実現する医師がいなかったわけではないが、非主流の辺境性ゆえか、彼らの多くは四〇代を過ぎるとクリニックを開業して院長になる道を選んだ。

医療経済的な見通しがなければ、開業は不可能である。その先鞭を切ったのは小杉好弘(2)であり、一九八一年に大阪でアルコール専門の小杉クリニックを開院した。アルコール依存症治療でクリニックが経営できるのか、というのが首都圏の精神科医たちの反応であった。しかし彼らの半信半疑のまなざしにさらされながら、小杉はのちに分院を設置するまでになるのである。

追い風となったのは、一九八八年に小規模デイケアが保険点数化されたことである。外来のクリニックでもデイケアを実施することが可能になり、これをきっかけに、アルコール業界でも開業にふみきる医師たちが続出した。もちろん開業しなかったひともいるが、開業後の姿はさまざまだった。

デイケアを実施するにはコメディカルを雇用せねばならず、集団療法を実施するための一定のスペースが必要となる。中には、経営手腕を発揮して、多くのコメディカルを雇用しビルを一棟建設する医師もいて、私たちを驚かせた。いっぽうには、儲かりすぎると堕落するからデイケアは実施しないと宣言し、一人で診療することに徹する医師がいたのも事実である。

新たな医療化

ACということばは、デイケアとタイアップすることで、クリニックに利益をもたらした。開業した医師たちは、アメリカや日本のコメディカルのような理由でACということばを歓迎したわけでなく、ACも共依存も、自分たちのフィールドである依存症臨床が生み出したものだという一種の占有意識を持っていたと思われる。結果として、彼らは診療場面でACということばを用い、患者さんにACの関連書を勧めたり、デイケアにACのグループを組み入れたりしたのである。なんとなく不調だ、親とうまくいかないといって受診する患者に「君はACだよ」と宣告し、カルテには「抑うつ状態」といった診断名を記入する。そして睡眠導入剤や抗不安剤を処方し、デイケアに出て回復するようにと伝えるのだ。

無定見なまでに診療行為を拡大し、診断を乱用しているとのそしりは避けられないように思うが、九〇年代にはこのような光景は珍しくなかったのである。②や①の反応を示した精神科医たちは、③のような反応をどのように受け止めるのだろう。①も医療化に違いはないが、そこから

(2) 小杉好弘（一九三七―二〇一〇）は、七〇年代より病院でアルコール依存症治療に取り組み、全国初のアルコール専門外来クリニックを一九八一年に開設した。特にあいりん地区（通称釜ヶ崎）に流入してくる単身労働者のアルコール問題に献身的に取り組んだことは特筆すべきである。

はリジッドに対象を限定していくという精神科医として当然の姿勢がみてとれる。そのいっぽうで③は精神科医療の内実を薄めたり緩めたりしながら、新たなことばをとりいれることで診療の対象拡大を生み出した。それまで精神科デイケアを利用するはずもなかったようなひとたちが、ACの回復のためにという誘い文句によって精神科クリニックを受診するようになったのである。これは①とは異なる、新たな医療化といえるだろう。好意的にみれば、依存症臨床の辺境性ゆえに精神科医療の限界を熟知していた彼らは、やすやすとそれを踏み越えたのかもしれない。しかし、それが彼らのクリニックの経営に貢献し、デイケアによって患者の生活を抱えこむことにつながったことは指摘しておきたい。

自己開示という自己満足

ACということばに対して占有意識をもっていたと書いたが、付け加えなければならないことがある。アルコール業界の医師たちの中には、自分はACだとカムアウトする人が多くいたのである。

前章で述べたように、当時は家族と依存症者本人と治療者の三者がそれぞれ無力であることを認めることから回復が始まるというテーゼが業界において共有されつつあった。その背景には、八〇年代のアメリカにおける多くのアディクション関連の動きと、AAやAL-Anon(3)をはじめとする一二ステップを中心とした自助グループの広がりがあった。

なかでも治療者の回復ということばは、依存症の周囲で影響を受ける家族の回復とパラレルに用いられ、多くの援助者をひきつけた。前章でものべたように、アディクションの家族は、保健所や家族の自助グループ、市民団体に救いを求めて集っていたが、そこに家族と同じ立場で参加し、自らの経験やアディクションを率直に自己開示することが、良心的治療者であることの証明と考えられていた。つまり治療者もみずからのアディクションから回復しなければならず、それを放棄したままで専門家として存在していることは欺瞞であるというものだ。

ＡＣや共依存は、そのような治療者や専門家の自己開示の流れを加速するものとして機能した。実際、アルコール依存症の親のもとで育った医師は少なくなかったし、親の圧力を有形無形に感じながら医学部を受験することになった経歴をもつ医師も珍しくなかった。自らのアディクションをカムアウトするばかりでなく、自分と親との関係を依存症者や家族の前で語る光景が、九〇年代に入るとそれほど珍しくなくなったのである。それを聞いているのは、同じ治療者ではなく、依存症本人やその家族であり、自助グループのメンバーたちであった。

（3）AL-Anon（アラノン）アラノンは一九五一年にＡＡの創始者ビルの妻によってアメリカで始まり、世界一三〇カ国以上に広がっている。日本では一九八〇年に始まり、現在、北海道から沖縄まで全国各地にミーティング場がある。一九九九年にＮＰＯ（特定非営利活動）法人化した。

彼らは苦痛とともに、勇気をもって自己開示したのだろうか。実際に居合わせた経験からは、それはいささかの自己陶酔と解放感に満ちた行為であったように思われる。当事者の前で、自分のことを語り聞いてもらうという快楽を彼ら自身も味わっていたのではなかったか。

長年、依存症者が自助グループに参加して回復するプロセスを傍らで見てきた彼らが、家族の回復や治療者の回復ということばに深く感応したのは、自分にもそのような機会があればというひそかな願望を刺激されたからだろう。私自身も、自助グループに通い自分の経験を語って変化していく依存症者に会っていると、そのような自助グループがほしいと何度も思ったことがある。自分たちも「回復」したい、あのように断酒して変化することができるのなら、治療者だって……。辺境であるアルコール業界だったからこそ、医師である彼らは患者である依存症者に羨望を抱き、回復への幻想を膨らませることができた。そして、アディクションや、ACという多面的な曖昧なことばを手にすることで、彼らは堂々と自らの親子関係を語れるようになったのだ。しかもよき治療者として承認されるというおまけつきで。

援助か使役か

七〇年代に全共闘運動から生まれた自己否定ということばの洗礼を浴び、その後、精神科医療の王道から自覚的に外れることで少数者としての矜持をもち、自助グループの当事者と体当たりで手さぐりの格闘を続けてきた。そんな精神科医たちが、日本のアルコール依存症治療を支えてきたことに異論はないだろう。八〇年代の半ばまでは、彼らは夜を徹して語る研究会の場で、大学でバリケードを築いたことや、属していたセクトについて、酔うごとに語った。

社会や制度に対して戦うことから出発した彼らが、約二〇年のアルコール依存症治療を経て、自分がACであること、親との関係でどれほど苦しんできたかを自助グループの場で語るようになったこと。それを安直に、大いなる物語の喪失から個人の物語の復権などとくくることはできない。そのような自助グループロマン主義的、自己開示称揚的な流れに対して、私は批判的にとらえてきたからだ。

医師である彼らが自己開示することを、依存症本人や家族たちはどのような思いで聞いていただろう。彼らがACであろうとなかろうと、格別に関係ないというのが正直なところではないだろうか。彼らが自己開示したところで、治療者という立場や医師というポジションを手放すわけではない。ACとして医師の生育歴を聞かされてしまったことで、聞いた側はかえって重荷に感じるかもしれない。

むしろ当事者の側が、黙って聞いてあげることで医師に対してサービスしているかもしれないのだ。「先生の話、よかったです」と言われることで、彼らが回復幻想を強化できるとすれば、そこには彼らのひとりよがりな自己満足と、医師である権威をかさにきた聴くことの強制をみてとることができないだろうか。

拙著『アディクションアプローチ』（医学書院、一九九九）で「援助の等価性」について述べたが、これはクライエントとカウンセラー双方が、援助関係においてともに得るもの（快）があることにおいて等価であることを意味する。一般的にはクライエントが楽になり、カウンセラーは共感疲労をおぼえるという対比が用いられるが、そのような非対称性が逆にカウンセラーの支配性を増すのではないかという懸念から提言したことばだ。ところが、精神科の外来診療ではこの逆の現象が珍しくないようだ。女性のクライエントがしばしば語るのは、精神科医を受診したら主治医からさんざん苦労話を聞かされたという経験である。診察料を払う側の患者が主治医（男性）にサービスするのは、医師という力のある存在が治療するという美名に隠れて、患者によって援助されるという使役ではないだろうか。

あの自助グループメンバーを前にして、滔々と自分の経験を語る医師の姿とそれは重なってとらえられるのだ。

第九章　被害者に「なる」ための加害者研究

ＡＣ（アダルト・チルドレン）という言葉が、どのように開業精神科クリニックにとりこまれ医療化していったか、そして一部の精神科医をはじめとする援助者の自己開示欲求をくすぐったか、それによって当事者による自助グループの一種の乱用が起きたことなどについては前章で述べたとおりである。また、精神医学や臨床心理学といったアカデミズムよりも、むしろサブカル系やインターネットをとおしたメンヘル系といわれるひとたちに強い影響を与え、アダチルと略されたり、ネット上のＡＣコミュニティがいくつも登場したことは記憶に新しい。そのような現象は一部の社会学者からも注目され、中にはＡＣを自己承認系としてくる言説も生まれ、いつのまにかそれは定着していった。

当時話題を集めたのが『日本一醜い親への手紙』（メディアワークス発売、主婦の友社発行、一九九七）[1]である。題名からしてキワモノ的扱いを受けかねない本だったが、『日本一短い『母』への手紙、一筆啓上』（福井県丸岡町編、角川書店、一九九五）[2]を明らかに意識してつくられたものだ。編者である今一生がさまざまな手段で公募し、二か月間で約一〇〇通の応募をみた。この本には九歳から八一歳まで幅広い年齢層から寄せられたそれらの手紙が掲載されている。巻末には、町田康・林葉直子とともに選者を務めた私の一文が掲載されている。一六年前に書いた「ACは危険思想である」と題された文章は、今から読むといささかフライング気味であるが、引用してみる。ACという言葉に込めた私の考えは、その時から今日まで基本的に変わっていないからだ。

……ここで面白いことがわかる。つまり、この手紙の読み方は二通りしかないということである。親の立場で読むか、子どもの立場で読むか。

中立はありえないし、客観的立場なんてないのだ。中立の立場に立とうとしたとたん、それは『親の立場』になるということだ。ちなみに親の立場で読もうとしたとたん、この手紙の叫びは腹立たしいものとして感じられるだろう。それでは、どうしてこれまで一見中立な客観的な見方が横行してきたのだろうか。それは、親と子の立場が幸福な一致をみることが理念として強要されてきたからである。それが実は「親の立場」が正しいとされることだったということは、手紙を見るとよくわかる。親子の「幸福共同体」とは、巧妙に親の正当化の場として機能してきたということが。このことは親子関係の本質をあらわしていないだろうか。つまりコントロール（支配）こそが親子関係の本質だということを。

（中略）

DNAでつながった親を告発することは、返す刃で自分を切りつけるようなことなのだ。そして親を呪った瞬間に数倍の「なんて悪い子なんだ」という嫌悪にも似た自責がおそってくる。そして他人ではなく、ほかでもない親を否定することは「愛情」幻想の根っこを絶つことなのだ。それはとてつもなく恐ろしいことだ。どんなかすかでも、ひとは幻想にしがみついていたいと思うのだから。

親を告発するのは、実はこのように我が国にある暗黙のタブーをのりこえ、自分の中での葛藤、自責、恐れを圧しての作業なのだ。そうしないと「自分」が生きられなかったのだ。親の立場か、子の立場かの二者択一のなかで、親の立場にたてば自滅するとき、自分が生きるために親を「醜い」と告発する。血縁幻想をとことん排除すること。それは日本という国に生まれた稀有な、尊い個人主義である。

（中略）

愛情幻想を絶たれることの残酷さはあるし、親を信じずに誰を信じるのかという過酷さはある。しかし親はなくとも子は育つと思えること、そんな親から離れられたこと、そんな親

（1）続編として『もう家には帰らない――さよなら日本一醜い親への手紙』（メディアワークス、一九九八）がある。

（2）福井県丸岡町が公募した手紙コンクール「一筆啓上賞」には全国から三二〇〇〇通もの作品が寄せられ話題になった。それをまとめた本書は一九九四年のベストセラーになった。

を心で捨てられたこと、それらはすべて、この上なく幸いなことなのだ。湿った愛情という瘴気のなかで窒息するより、砂漠の中から「私」が生きることを選べたことの幸運を感じさせられる。

（中略）

マルキシズムはかつて危険思想であった。被支配の側である労働者の解放をめざし弾圧された。フェミニズムも男女関係における支配関係を明らかにし、女性の解放をめざした。そして、この手紙に凝縮されたものは、親の支配を「日本一醜い」と告発する人々の怒りである。その怒りがＡＣ（アダルト・チルドレン）ということばで正当化されるとしたら、ＡＣというコンセプトは危険思想でもある。そして、残された聖域である、親子関係における支配を読み解く言葉として、フェミニズムに続くだろう。だからＡＣとはプライドに満ちたコンセプトなのだ。

さて、本章ではＡＣを対象としたグループカウンセリングを一八年間実施してきた経験から、この言葉のはらむ問題系の広がりについて述べてみたい。

グループの出発

原宿カウンセリングセンターを設立した直後の一九九五年一二月から、中高年の女性だけを対象としたACのグループカウンセリングを始めた。動機は次の三つである。①医療化されないコンセプトであるACのグループ（以後ACGと略す）は非医療モデルを基本とするカウンセリングの柱であった、②ACにおけるジェンダーの問題は重要であり、その点でも女性だけのグループが必要だと考えていた、③親と自分の子どもとの三世代によるサンドウィッチ状態で苦しむ女性のグループが必要だと考えていた。

そのようにしてスタートしたACGであったが、今に至るまで、月三回が月二回になったものの、金曜の夜という実施日や運営方法も、一九年間ほとんど変更なく推移している。ACGについてはさまざまな切り口から解析することができる。ひとつは集団精神療法としてグループダイナミックスやグループプロセスといった視点から、もうひとつは参加者個人に焦点化したナラティヴセラピーの視点からの考察である。さらにACを児童期虐待の被害者であるとして、トラウマからの回復として考察する視点である。

しかしながら私の関心は、先の引用からも明らかなように、家族における親の愛情という美名に隠された支配関係を明らかにすることであり、トラウマや○○セラピーといった精神医学や臨床心理学の枠組みを超えていく点にあった。アメリカにおけるACのとらえ方は、ワークやプログラムとしてフォーマット化され、わかりやすい定義と明快な方法論がセットになっている。そのようなアメリカ的なＡＣの臨床に、私は関心がなかった。そこには女性学において発展してきた近代家族論的視点、親子や家族関係への社会歴史的視点はほとんどみられないからだ。またアメリカの方法論が、果たして、親子の愛情幻想がこの上なく強固な日本の家族に対してどれほど有効かという疑問もあった。

ＡＣＧは先行例をもたず、手さぐりの実践を積み重ねながら今日に至っている。グループの全責任を負いながら、内容や方向性やルールもすべてつくってきたという自負はあるが、困難さよりも発見のよろこびの方が勝っている。

本書において繰り返し述べてきたことであるが、非医療機関であるカウンセリングセンターで実施されるグループカウンセリングは、クライエントが費用を支払わなければならない。ＡＣＧに参加の契約をするクライエントは、ＡＣと自認しており、大なり小なり親との関係に困り果てている女性である。行き詰まった現状にひとつの突破口を求めて、今より少しでも楽になれるように、同じような仲間を求めて参加するのである。

グループのルールはアダルト・チルドレンの定義である、「現在の自分の生きづらさが親との関係に起因すると認めた人」を全員が共有することをはじめとしていくつかある。山手線が窓から望めるミーティングルームに円形になって座り、ファシリテーターである私の右から時計と反対周りに順に話すこと、一順目は他のメンバーにコメントはしないこと、二順目にはファシリテーターである私が必要なコメントをすることなどである。一〇回で一クールの最終回である一〇回目に生育歴を発表することは、参加者にとって一番大きな義務である。何クール続けてもかまわないために、三年から五年参加するメンバーも珍しくない。

生育歴というストーリーの変化

一クールの最終回に生育歴を発表することは、私が考え出したものである。なぜ生育歴を最後に発表するのだろうか。ACという言葉の母胎はアルコール依存症やアディクションの臨床であることから、依存症やアディクションの回復と同様、ACも「回復」という目的（ゴール）を設定されがちである。では、生育歴を発表することが、回復に役立つのだろうか。しかしACGでは、あえてその点を曖昧にしている。

その理由は、回復という言葉が「病い」という側面を強調し、医療モデルに回収されかねないからである。ACは病気ではなく、むしろプライドに満ちたコンセプトなのである。また、目標を設定すると、それに向かって努力するという目標遂行的な空気がグループに漂いかねないからである。そして「個人」の回復というより、親との関係変更、修正、脱却といった「関係的視点」を強調するためである。

九五年から九六年にかけて、日本の家族療法の世界ではナラティヴセラピー、ナラティヴアプローチが注目を集めていた。(3) 今では家族療法だけではなく、さまざまな領域で、さまざまな立場の援助者がナラティヴという言葉を用いるようになっている。

それはポストモダニズムや社会構成主義を基本としており、中でもマイケル・ホワイトは多くの著作が翻訳されており、もっともよく知られている。(4) 彼の、ドミナントストーリーからオルタナティヴストーリーへの転換、「自分についてのストーリーが自分である」というとらえ方は、生育歴を一〇回目に語ることをルールとしたヒントになっている。生育歴とはそのひとを語るストーリーそのものである。そして一クール目の生育歴が、クールを重ねるごとに変化していくことに注目したのである。

また、当事者研究(5)という言葉が多く用いられるようになってからは、生育歴の発表は「当事者研究」そのものではないかと考え、参加者に対して、「生育歴の発表はあなた自身についての研究である」と伝え、必ず研究の「タイトル」をつけるようにした。

語ることができないひとたち

一般的に生育歴といえば、時系列にしたがって幼いころからの記憶をたどって記すことが想像されるだろう。グループでの発表はひとりあたり二〇分から三〇分と制限がある。それを念頭に、どのようなフォーマットで書くか、どのような方法で発表するかはすべて本人に任されている。

これまでのユニークな方法としては、短歌を詠んでの発表や、アルバムの写真を取り込んだパワーポイントによる発表、絵や音楽による発表などがある。中には、遠方に住む親族にインタビューして準備した発表や、壮大なジェノグラムや、両親それぞれの家系を戦前にまでさかのぼった発表、小説を創作しての発表などもあった。

生育歴の発表は、このように驚くほど多様で創造的なのである。

しかし、もっとも深く印象づけられたのは、グループに参加して話すことができないひとがあ

（3）M・ホワイト&D・エプストン『物語としての家族』（小森康永訳、金剛出版、一九九二）、S・マクナミー&K・ガーゲン編『ナラティヴ・セラピー——社会構成主義の実践』（野口裕二・野村直樹訳、金剛出版、一九九七）などが皮切りとなった。

（4）M.White はオーストラリアのダルウイッチセンター主催の家族療法家、著作の中でもマイケル・ホワイト『人生の再著述——マイケル、ナラティヴ・セラピーを語る』（小森康永・土岐篤史訳、ヘルスワーク協会、二〇〇〇）は彼自身がフェミニズムから多くを学んでいること、アボリジニというマイノリティの問題に深く関心を抱いていることなどが率直に語られている。

（5）浦河べてるの家『べてるの家の「当事者研究」』（医学書院、二〇〇五）、石原孝二編『当事者研究の研究』（医学書院、二〇一三）などがある。

まりに多いということだった。他のメンバーの話は聞いているのだが、自分の番が回ってくると泣き始めて話せない。そんな状態が一クールの半ばである五回目まで続くひとは珍しくない。また、母親のことを話そうとすると言葉が出ず、そんな自分に苛立ちながら、一言ずつ発語を増やしていったひともいる。彼女は生育歴を「自分のみた夢の図」で発表した。そこには小学校時代に住んでいた家の詳細な見取り図と、子ども部屋に居る自分、記憶にない空白の存在である兄の部屋、台所で血を流して倒れている母が描かれて、父の姿はどこにもなかった。図に示されることで、彼女の記憶を私たちは初めて知ったのである。

しばしばトラウマとは、語りえない記憶であるといわれる。しかしながら、グループカウンセリングは基本的に言葉で語ることが求められる場である。中にはグループに試験的に参加して途中で退出せざるを得ないひと、他メンバーの話を聞くだけで混乱をきたすひともいる。親からの性虐待を受けたひとも多く、そのことは一クール目にはグループでは語れないことも事実である。ACと自認したひとにはこのように多様な層があり、ACGがあらゆる層に対応できるわけではない。そのような限界があることを十分に自覚しながら、言語的表現を中心としたグループカウンセリングを今日まで続けてきたのである。

いっぽうで、私はずっと、トラウマとしてくることのできない語りに注目してきた。それは、彼女たちが、ある時から饒舌と思えるほどに高らかに語れるようになることに気づいたからである。「自分のこと」を語ろうとすればするほど言葉に詰まってしまうのに、親のグロテスクとも思える、この世のものとも人間とも思えないような行動を語るとき、堰を切ったように言葉が溢れてくるのだ。不思議なことに、それは父親ではなく、必ず母親なのであった。

「酔った父の暴力から逃げて、私の手を引いた母は暗い堤防を歩き、河のほとりに連れて行きました。『いっしょに死ぬ？』と聞かれなくても、河に入っていくしかないと思っていました。ところが、ごうごうと流れる急流を前に、突然母は「やーめた」と言ってポンと私を押したんです。あと一メートル近かったら私は流れに呑まれていたと思います。なぜ私を押したのか、今でもわかりません」。

「小学校三年生の私の目の前に一枚の紙が置かれていました。離婚届です。『ママに離婚してほしい？　いやなの？　答えなさい！』、母の顔を見て怖くなり、『いやだ』と答えたら、『あんたが離婚に反対したからパパとは別れないことにした』と言ってその紙をびりびりに破いたんです。それから七五歳になるまで、ことあるごとに『あんたが別れちゃだめっていったからこんな苦労した』って責められてきました」。

父親のステレオタイプな姿に比べると、母親の姿はこのように実にバラエティに富んでいる。一九年間、この類の話は山ほど私の記憶の中に保存されている。ひどい、残酷といった価値判断を超えるほど、彼女たちの母親は具体的で生々しく、言葉を超えた不可思議さに満ちている。ある閾値を超えると、そんな母親たちの姿は笑うしかないという空気を醸し出す。意外と思われるかもしれないが、ACGは笑いに満ちたグループでもあるのだ。

さて、彼女たちが自分のことを語ろうとすればするほど言葉が払底するのはなぜだろう。おそらくそれは彼女たちの経験が親と未分化であるためではないだろうか。まるで母という名の湿ったやわらかな袋にすっぽり包まれているような感じがする。

日常生活が幼少時からずっと母親に侵襲されており、そのことすら気づかず、ひたすら息苦しく、その理由すらわからず生きてきたひとたちは、母に覆われている、もしくは侵入されていることすら自覚できないでいる。だから自分については語れなくとも、「母について」語り始めると、どんどんストーリーが展開して止まらなくなってしまうのだろう。拙著『母が重くてたまらない』(6)が多くの読者の心をつかんだのは、おそらく命名しがたい感覚に対して、「重い」というきわめて生理的な表現を用いたからではないだろうか。

生理的感覚(痛い、重い、息苦しい)が、感情として自覚されるまでには、いくつかの階梯を踏まなければならない。それらを腑分けし、ひとつずつに感情としての名前を与えていく。その緻密なプロセスこそが、彼女たちと母親を分化させていくのだろう。

彼女たちが語れるようになるきっかけをつくるために、しばしば私は次のように提案する。「自分の親がどのようにヘンな親だったか、みんなにわかるように説明してください」。

自分の生育歴は親の研究である

ACの定義は、親から被害を受けたという自覚に通じる。虐待被害者というのはあまりに雑駁なくくり方なので、むしろ「自分は親の被害者だ」という自覚であると説明している。彼女たちが自分を語る言葉をなかなか見いだせず、むしろ加害者である親のことを語り始めると饒舌になるという事実は、被害者性が構築されるまでのプロセスのヒントを与えてくれる。

被害者は自分の被害体験で頭がいっぱいだと思われがちであるが、DVや虐待といった家族内暴力の被害者は、むしろ加害者にとらわれ、加害者の目で自分や世界をとらえているのだ。被害者という再定義はその世界にひびを入れることになる。それは痛みと不安を伴う作業でもある。したがって、そこから「私」「自己」を抽出するには、幾多の入り組んだプロセスを経なければ

（6）『母が重くてたまらない——墓守娘の嘆き』（春秋社、二〇〇八）、『さよなら、お母さん——墓守娘が決断する時』（春秋社、二〇一一）、共に信田さよ子著。

ならない。

そのことはあまり注目されてはおらず、被害者は被害者としての自覚があることが自明とされているために、皮肉なことに被害者として援助を受けるべきひとたちに、支援の言葉は届かないままになっている。

したがって多くの生育歴は、親についての描写が大きな比重を占める段階からスタートせざるを得ないのだ。親の説明、親の行動の謎解き、親の生育歴……といったように、彼女たちの生育歴は、実は「親の研究」なのである。とするならば、それは果たして当事者研究と言えるのだろうか。

被害者性の獲得と親からの離脱

ACと自認した彼女たちが被害者性を獲得するためには、まず加害者としての親像を確立しなければならないのだ。親の加害者性を緻密に具体的に描写しつづけることで、少しずつ被害者である自分が対比的に明確になってくる。このように親子関係を短絡的ともいえる加害・被害の対比図式に当てはめることは、いささか強引に思えるかもしれないが、プロセスとして必須な段階なのだ。それは被害者性のもつ「免責性」(イノセンス)にかかわってくる。これについては次章以降に述べるつもりだ。彼女たちは加害者＝母（時に父）の目で世界をとらえて生きるしかなかったという点が中核となる。

これは、カルトからの脱洗脳にも似た行程であろう。家族における親の育児が一種の価値の植え付けであるとすれば、母親からの離脱が洗脳を解くことと同じであることは納得できる。

つまり、被害者の当事者研究が成立するためには、まず加害者研究が必要となること。その段階を経なければ、短絡的な糾弾や弾劾、裏返しの罪悪感や自責感によって、ＡＣのひとたちは時としてグループに参加することが不可能になるほど、打ちのめされてしまう危険性があるのだ。このことはＡＣに限らず、多くの加害者・被害者関係にも共通しているのではないだろうか。

第十章　マイノリティの気概

二〇一三年七月四日、東京都には異例の早さで梅雨明け宣言が出された。真夏の太陽が照りつけ気温が三二度を超える中、第二三回三鷹アディクションセミナーが開催された。会場に行くために汗を拭きながらエレベーターを降りたとたん、私を包んだのはなんとも言えない空気感だった。すれ違う中年男性の顔やしぐさは、アル中のおじさんそのものだった。視野全体がなんだか茶色にくすんでみえるのは、肝障害による肌の色の変化のせいだけではない。統合失調症やうつ病とは異なったアル中（アルコール依存症では表現できない）の人しか醸し出すことのできない何かがあるのだ。角を曲がるにもゆるやかに弧を描くことができず、直角に方向転換するしかないという不器用さにも似て、それは懐かしく、私はどこか故郷に戻ったような気分になる。

その二か月前、講演で呼ばれた山口県のアルコール依存症専門の高嶺病院でも、似たような経験をした。空港からタクシーで病院入口に到着したとき、小走りに近寄ってきた男性を見た瞬間、「あ、アル中のおじさんだ」と心の中でつぶやいてしまった。腕章をつけて額に汗をかいた彼は、出迎え担当の役割だったのだろう、車から降りた私に近すぎるほど顔をくっつけながら「の、のぶたせんせいでしょうか」と言った。彼は単に緊張していただけではない。どこか「男として久々の仕事」をしているという誇りに満ちており、「だから失敗なんかしてはならない」という頑張りが全身を浸しているのだった。

しばしばアルコール依存症の男性たちは、断酒後に病院や自助グループ関連のさまざまな行事に「役割」を振られて参加することに熱中する。七〇年代からそんな彼らの姿を精神科病院で日常的に見てきたし、多くの治療者はそれを治療プログラムに組み入れてきた。病棟運営に必要な役割を患者に分担させるという方法は、アルコール専門病棟特有のものだった。病棟のさまざまな担当係を決めると、その遂行に彼らは全霊を注いだ。役割や仕事が好きというよりも、医師を頂点とする病院内権力のヒエラルキーの一部に位置できることがそうさせたのだろう。怠けているひとに対しても容赦はなく、彼らが仕事に就いていたころをほうふつとさせるのだった。自助グループでの彼らの姿からは、退院後酒をやめているという誇らしさと同時に、社会の権力の一端に触れている満足感がそこはかとなく漂ってくる。彼らの緊張しつつも、瞬時に力関係を読み取るような現世的なまなざしをずっと浴びてきた私は、統合失調症の人たちの集まりに参加するとかえってアウェー感を抱いてしまうのだ。

既視感とともに

私がなじんだ世界や空気がいったい何によるものなのか、はっきり自覚させられた瞬間がある。二〇〇四年の一二月、私は都立精神保健福祉総合センターの一室で、緊張しながらグループの開始を待っていた。真冬の寒さだったが、その部屋の隣は食堂だったせいで、室内は湿度が高くかすかに食べ物のにおいが漂っており、壁際をゴキブリが這っていた。内閣府の委託によって東京都が試行したDV加害者更生プログラムのファシリテーターを務めることになっていたのである。内閣府から派遣されて、二〇〇三年からカナダのDV加害者更生プログラムを何か所も視察していたにもかかわらず、初めての実践を前にした私は不安でいっぱいだった。

夜の七時になり、参加者が全員集まったのを見計らって、男性精神科医とチームを組んだ私は、第一回のプログラム開始のあいさつをした。輪になって座った彼らの前に立ち、「こんばんは……」と発声したとたん、私は妙な既視感に襲われた。

「ああ、これは初めてではない。ずっと前、同じ場所に立ったことがある」。

そう思ったとたん、一気にそれまでの緊張はほぐれた。

「なんだ、これって精神科病院のアルコール患者さんのグループと同じじゃないか。それなら私にもできるかもしれない」。

DV加害者プログラムの輪の中に立っていると、アルコールのグループと同じように、彼らの突き刺すような視線が向けられるのだった。漂っているのは、言葉には出されないが、「不本意なままここにいる」「なぜこのような状態におちいったのか」という不条理感である。「自分はこんなところにいるべき人間ではない」という腹立たしさと嘆きは、ファシリテーターである私たちに対するひそかな不信と攻撃の波動となって渦巻いていた。ちくちくと痛みを感じるような敵意に満ちた居心地の悪さは、精神科病院のアルコールのグループと同じであった。その雰囲気が私に奇妙な安心と自信をもたらしたのである。

双方の場に満ちている非自発的な雰囲気は、強制され従わざるを得なかった彼らの敗北感につながっている。もちろん強制入院ではなく、DV加害者プログラムも同意の上の参加であるが、しかし「同意せざるを得なかった」という強制された感は全員に共有されている。さらに、その強制した主体が、自分より力において弱者であるはずの配偶者＝妻であると考えている点も共通している。アルコール依存症者の多くは入院当初妻を恨み、妻の策略で入院したのだと訴える。DV加害者プログラムの参加者は、当初は口にしないが二、三回目から「むしろ被害者は自分だ」「妻の言うなりになっていることが腹立たしい」という発言が増えてくるものだ。

「酒さえ上手に飲めていれば、妻さえDVだなんて言わなければ、自分は男としてふつうの人間なのに。ちょっとした手違いでマジョリティから外れそうになっている」。男らしさや社会の仕組に必死でしがみつくことによるこんな悲哀や嘆きを、私は嫌悪していたわけではない。むしろ無自覚なままにリベラルな夫婦観を語る男性より、はるかに正直な彼らを好ましく思っていた。

既視感を覚えることでＤＶ加害者プログラムを担当していけるという自信をもてたのは、わかりやすさという一点において彼らを十分理解できると思えたからなのである。

アルコール依存症と薬物依存症

さて、本書ではここまでの記述の多くをアルコール依存症に割いてきた。では、広義には疾病として同じカテゴリーに入れられるアルコール依存症と薬物依存症との違いについて、どれだけ知られているのだろう。後者については「人間やめますか？　それとも……」という街に貼られたポスターから喚起される人間失格を意味する道徳的認識を持っている人が多いのではないだろうか。同じ依存症でもアルコールの人が薬物の人を差別することは珍しくない。

日本の精神科病院において、アルコール依存症治療には熱心だが薬物依存症は受け入れないという病院が多いことはそれほど知られていない。後者は司法とのつながりが強く、逮捕、裁判、受刑といった司法的措置と、入院、治療が並行・混合せざるを得ないからなのだろうか。カウンセリングにおいても、覚せい剤やマリファナといった触法薬物は、警察への通報や保護観察とのつながりを念頭におかなければならない。司法と医療、更生と回復、つまり法務省と厚労省が対立するのではなく、処遇として相互乗り入れしなければならないのである。(1)

言うなれば、精神・心理という牙城にたてこもることが許されないため、専門性にこだわる人ほど忌避したくなるのかもしれない。しかし事例の展開の多様性やソーシャルワーク的手法の重要性、何よりその浮沈や明暗の織り成すダイナミズムにおいて、援助者としての醍醐味はアルコール依存症よりはるかに深いと感じている。アルコールは飲んだだけでは逮捕されないが、薬物は所持しただけでも犯罪となり、まして複数回使用すれば確実に逮捕され裁判で実刑が宣告されるのである。

三鷹での講演の二週間前、「マッチョな回復なんていらない」（於オリンピック青少年研修センター）というテーマでダルクの近藤恒夫と対談した。近藤は薬物依存症の自助グループであるＮＡ（Narcotics Anonymous）を日本で開始し、回復の場であるダルク（Drug Addiction Rehabilitation Center）を立ち上げた。

私と近藤のかかわりは八〇年代末から始まり、ダルクが日本各地で増えていくに伴ってさまざまな場所で薬物依存症の回復者とも知り合うことになった。

最初に驚いたのは、ＮＡのメンバーたちが講演や体験発表の会場にじっとして座っていられないということだった。すぐに中座して会場の外にある喫煙場でもうもうとタバコを吸ったり、ソファに寝ころんでおしゃべりをしている姿は、アルコール依存症の自助グループではあまり見られない光景だった。断酒会ではさまざまな集まりの正装は背広姿だが、ＮＡではタトゥーは珍しくなかったし、どこのヤンキーかと思うような服装がむしろ一般的なのであった。経済的階層が影響していると考える人もいるかもしれないが、薬物を入手するにはアルコールよりはるかにお金がかかる。あてにできる親の経済力があるか、よほど自分に余剰の財力があるか、水商売か暴力団関係者とのつながりを持つ以外に薬物依存症になることはできないのである。

病気という免罪符

アルコール依存症者の体験発表では、断酒の年数が増すにつれて精神科病院の入退院回数が彼らの称号となっていく。「精神病院を三〇回入退院しましたが、断酒会につながってやっと三年となりました」と語れば、一度も入院歴のない人よりはるかに輝きを増す。これと同じことが、NAの体験発表では刑務所に入った回数となる。「シャブで刑務所に三回入りましたけれど、NAにつながってクリーン（断薬していること）になってやっと一年になります」という体験発表は、何よりNAの意味を伝えるだろう。

しかしアルコール依存症と薬物依存症の決定的な違いがある。三鷹のセミナーや山口の病院に

（1）石塚伸一編『薬物政策への新たなる挑戦——日本版ドラックコートを越えて』日本評論社、二〇一三。

漂っているものと、近藤恒夫との対談に集まってきた自助グループメンバーから伝わってくるものとの違いでもある。アル中・薬中という呼称はともに一種の蔑視を含み、社会の「落ちこぼれ」ではないか、という見方もある。しかし、アルコール依存症者は落ちこぼれようと思って落ちたのではない。世の男性が楽しく飲んでいるように、上手に酒を飲もうとしたのに失敗ばかりして落ちこぼれてしまった。それは自分の意志が弱いからだと考えてきたが、酒をうまくコントロールできない「依存症という病気」だったのだ。だから酒をやめさえすれば、依存症から回復できるし、そうすればちゃんと這い上がることができる。こう考えている。

アルコールが合法薬物の一種であり、日本では広く社会的に認知された嗜好品であることに異論はないだろう。アルコール依存症者の自助グループに共有される社会的価値(ドミナントな価値)への親和性は、酒を飲んだことは適応の範囲内であり、適応的に飲めなかった根底に「病気」という説明が免罪符として機能していることに依るのではないだろうか。彼らが失敗を繰り返しても、非合法な世界とは一線を画している。そうなったのは病気のせいだというキーワードによって責任回避が可能となり、決定的にドミナントな価値体系から外れるわけではない。不登校という現象にそれはよく似ている。学校に行けなくなったけれど、半年経って登校できるようになれば問題がないのだ。学校というシステムそのものへの懐疑はそこからは生まれることはない。(2)

いっぽう薬物依存症者は、最初から確信犯である。違法であり発覚すれば逮捕されることを知っていて手を出すのだ。たとえ合法であっても、精神科の処方薬を大量に常用することが禁じ手であることはわかっている。その禁止こそが薬物の快楽を倍増させ、彼らをいっそう薬物のとりこにしていくのだが、禁止を破ったという点について彼らは言い訳はできないのである。薬物依存症は病気であると彼らは言う。しかしそれは薬物に手を出したという言い訳できない事実、ドミナントな価値から決定的に外れてしまったことをわずかに慰撫する効果しか持たないだろう。アルコール依存症にとって病気という言葉のもたらす免罪効果に比べれば、薬物依存症のそれは社会的制裁や処罰の対象になることをいささか和らげる効果しかもたない。いくら病気だと言われても、ドミナントな価値に立脚する人にとっては、刑務所に入っていたという事実のほうがはるかに重要だろう。

マイノリティの気概

対談の席上で近藤は次のように発言した。

「僕はマッチョじゃないけど、回復するためにはマッチョだったよ」。

ここでマッチョという言葉に二重の意味が含まれていることに注意したい。前者はジェンダー

(2) 野口裕二『アルコホリズムの社会学——アディクションと近代』日本評論社、一九九六。

的視点を含んだいわゆるマチズモを意味しており、彼自身の男性性への距離や疑念がこめられている。注目すべきは後者だ。言うなれば近藤の肯定する回復するためのマッチョとはジェンダー規範を超えるマッチョである。それを「マイノリティの気概」と言い換えることができるだろう。常々私が薬物依存症の回復者やＮＡの集まりで感じさせられたものは、後者のマッチョさだった。なんとも言えない脱力感と対極にある元気さは、いったん日本の法律を飛び越えてしまった、いわば越境した身軽さに通じるものである。

ダルク創設のころのメンバーの中には、そばに行くだけで私が自由に、心身ともに軽くなれるような男性が何人もいた。何を話しても何を感じても、その人たちからすれば私の囚われに過ぎないと感じるに違いない。それは、ふところの深さというより、日本の法律を超えた地点に立ったことがある人にしか醸し出すことができない不思議な世界だった。最初に述べた「ああ、アル中のおじさん」という感覚、何とも言えない懐かしさやふるさとと回帰感とはひと味異なるものである。

しかし越境しドミナントな価値から外れるだけ、自由や解放感は得られるだろうか。ドミナントな世界から外された感や強制された感覚には、恨みや怒りが伴うだろう。それは執着の裏返しであり、再適応することへの欲望の裏返しでもある。アルコール依存症のグループやＤＶ加害者プログラムに満ちていたものは、そのような未練や執着であり恨みであった。

しかし薬物依存症の彼らは、近藤も含めて執着することを恥じているかのようだ。「だって刑務所に入ったことがあるからさ」と発言するあっけらかんとした態度に触れると、こそこそ隠すことのほうが、みじめで姑息であるように思われる。言うなれば、外れて在ることの誇り、マイノリティであることのプライド、それに立脚した気概というものが彼らを支えている。さらに言うならば、すでに外れてしまった地点から出発し、気概を持つことでしか生きていけないという確信がそこにある。近藤をはじめとする薬物依存症の回復者たちは、全国各地でダルクを立ち上げ今ではその数六〇ヶ所を超えるまでに広がった。

刑の一部執行猶予が制度化されて、薬物事犯の受刑者はダルクを含む治療プログラムが義務化されるようになるとすれば、近藤たちが長年取り組んできたことが実現するのだ。いわば民間レベルで治療と更生が重なって実施されることを意味する。

もちろんすべての薬物依存症者が、近藤と同じくマイノリティの気概を共有しているわけではない。マイノリティであるという事実を一種のスティグマとして受け止め、いっそうマジョリティへの思慕や欲望を高めるかに思える回復者たちがいないわけではない。アルコール依存症者よりはるかに深く現実社会からの疎外感覚を抱かされた薬物依存症者たちが、反転して激しい権力への欲望に駆り立てられることは珍しくない。そのほとんどが男性であることは言うまでもないが。

パワーレスであることと自助グループ

私とアルコール依存症者や薬物依存症者らとのつながりは、個人というより自助グループが媒介となっている。私と彼ら・彼女たちとのあいだには、断酒会やAAやNAのような自助グループが介在しており、相互の尊重と距離感を生んでいることを強調しておきたい。アルコール依存症を母胎とするアディクションの世界で発展してきたすべての自助グループは、専門家・援助者から独立しており、私たちは介入することはできない。このような自助グループ観は、精神科領域ではアディクション以外の専門家にはなかなか理解されないのも事実である。中でも専門家の自助グループに対する敗北感は最も特異であり、これこそが自助グループの独立性や対等性を尊重する姿勢を生み出してきたのだと思う。

当事者にとっての自助グループは、アディクションをやめつづけ、「仲間」とつながれる場所であると同時に、社会のドミナントな価値からの防波堤の役割もになっている。断酒会は本名を名乗るが、AAやNAでは匿名性（アノニマス）ゆえに本名ではなく、アルコール依存症の○○です、アディクト（嗜癖者）の△△です、とアノニマスネームを名乗る。依存症者でありアディクトであることをグループに公開していくこと、そしてもうひとつの名前で自己紹介することで、本名で生きる世界とは別の自助グループという匿名のコミュニティを生きることができる。

アノニマスの自助グループでは、一二のステップが回復性の柱となりうる。その第一番目のステップは、アルコールに対して無力であることを認めるものである。パワーレスであることが最初に掲げられていることに注目したい。一二のステップは階段状に登っていく回復ではなく、循環しつつ絶えず原点である「無力」に立ち戻ることを示している。つまりステップ1は、「力」(パワー)への渇望に対峙するものとして「無力」(パワーレス)であることを提起しているのではないだろうか。

ここまでは男性回復者を念頭に置いてアルコール依存症と薬物依存症者とを対比してきた。しかし、自助グループの多くは男女がいっしょに参加しており、ジェンダーの問題は回復の理念というよりも、男性から女性へのパワーの問題として顕在化しやすいという現実がある。マイノリティであることを共有する自助グループにおいて、男性メンバーが女性に対するパワーに無自覚であることをどうとらえればいいのだろう。(3)

対談のテーマであるマッチョとパワーという言葉とを重ねてみよう。近藤の「僕はマッチョじゃない」という言葉は、長年の自助グループやダルクでの経験をとおして、自らの男性性におけるパワーを十分自覚したうえのことだろう。とすればマッチョという言葉の二重の意味はあくまで男性というジェンダーにおいてであり、女性はマッチョになれるはずもなく、むしろ「回復にお

(3) 上岡陽江・大嶋栄子『その後の不自由――「嵐」のあとを生きる人たち』医学書院、二〇一〇。

いてマッチョである」点こそが強調されるべきだろう。回復におけるジェンダー非対称性は、女性の当事者から切実な問題として提起されるようになった。女性であり薬物依存症者であるというマイノリティの極北に位置しながら、いやというほどパワーレスであることをつきつけられてきた女性たちにとって、はたして気概やプライドといった言葉が現実感を持つだろうか。多くの女性たちが彼らの第一のマッチョさ（性的欲望や暴力の対象として女性をとらえるような男らしさ）による被害を受けていること、そこから生き直すためにアルコールや薬物への依存を深めていく事実を再確認しなければならないだろう。

マジョリティ対マイノリティという対比がきわめて相対的なものであるという視点を持ち続けなければ、依存症としてくくられるマイノリティの世界において、さらなる権力化やパワーの収奪が起こりかねない。一九三五年に誕生したＡＡの一二のステップは、回復のための知恵と同時に、自助グループにおける権力発生を抑制するための多くのヒントに満ちている。

第十一章　被害者性と免責性

流行語から定着へ

アダルト・チルドレン（以下ACと略す）についてはこれまでも何度も触れてきた。九〇年代後半の流行語のひとつになったり、自己承認欲求のあらわれとして社会学者たちが位置付けたりしたが、引きこもり、ニートといった言葉に比べると、精神科的診断の枠外に位置し学術的定義づけがあいまいなままであったため、多様な解釈を許しながら広がっていった。たとえばインターネットを主たる宣伝手段としている一部のカウンセリング機関は、ACや共依存のチェックリストを公開している。その結果自分がACに当てはまった人をカウンセリングに誘導するという仕組みである。さまざまなチェックリストは、アメリカで一九八〇年にDSMⅢが登場してから一気に広がった。操作的診断が一般化することで、あらかじめ用意されたチェック項目にあてはまる数が診断材料となったからだ。患者やクライエントの主観的状態をチェックし数値化することは、精神科医療や臨床心理学のエビデンス抽出のために欠かせない作業である。数が導き出した結果は、いくつかの前提や仮説の曖昧さをやすやすと乗り越えて、一人歩きを始める。健康食品のテレビCMの信頼性の担保に登場する数値のように、エビデンスという言葉の背後にある前提を絶えず私たちはそれこそ「チェック」しなければならない。ACは民間の開業カウンセリング機関にとってのキャッチーな客寄せの言葉になるほど、日本社会に定着している。

さて、ACの発祥の地であるアメリカでは、ACより共依存のほうが人気があった。依存的（dependent）だとされることは、independent（自立的・独立的）という一種の国是からの逸脱を意味し、人格否定にもつながりかねない。そうならないために共依存からの脱出・回復が求められたのだろう。多くのひとたちは、アルコール依存症の親から受けた影響よりも、共依存からの回復というキーワードにとびついたのである。いっぽう、八〇年代のアメリカでは、ポストモダンを銘打つ家族療法なども広く実施されていたが、大衆的だったのはアディクション関連の一般書のほうだった。アディクションは表出された行為（悪習慣）を問題視するので、内面の複雑さや多重性を飛び越えることができ、プラグマティックな解決を導きやすい。それに加えて自助グループカルチャーともいうべき回復（リカバリー）志向もそれらの動きを加速化した。そこで用いられる共通言語は、人種や階層を超えなければならなかったために、定型化され単純化される必要があった。アメリカのACや共依存に関する書籍の多くは、読む前から結論が見えてしまうほど定型的な内容であったし、あまりの短絡ぶりはどこか眉をひそめたくなるほどだった。しかしその「わかりやすさ」が多くのひとたちをとらえたことも事実なのだ。それを心理学化と呼ぶべきかどうかはわからないが、社会との接点や現実的諸条件との軋轢という視点は奇妙に脱色されて、ひたすら自分への関心へと収斂していくという共通点があった。のちにその一部は過去世にさかのぼることで時間を超え、宇宙との交信をはかることで空間を超えて、多くのワークやヒーリングの隆盛へとつながっていくのである。

機能不全家族という視点を超える

日本ではACという言葉はどのように受け止められたのだろう。一九九六年に出版された拙著『「アダルト・チルドレン」完全理解』(三五館)に対する読者の反応からそれを探ってみよう。九〇年代後半は、まだメールよりも手紙という通信手段が優勢だったため、多くの読者からほとんど毎日のように感想の手紙を受け取った。その多くは、書き出したら止まらないという雰囲気の内容で、便箋に一〇枚以上を書き綴った分厚い封筒であり、二年間で段ボール二箱にもなったほどだった。もちろん一人ずつ内容は異なるのだが、驚くほど似ている点があった。それを二つにまとめてみる。

第一点は、「育てられる側」から発言してもいいとわかったことで楽になったというものである。

「親の期待に添っていい子として生きてきたことがやっとわかりました。その苦しみを言葉にすることも、もちろん誰かに伝えることもこれまでできませんでした。信頼するひとに少しだけ話したのですが、ひどく責められました。ACという言葉を知って初めて「苦しかった」と言ってもいいとわかったんです。聞いてもらえる場所があることも。本当に楽になった、ありがとうございました」。

こう締めくくられている手紙の数々である。

育てる側=親からの意見は育児書を見るまでもなく数多く出版されてきた。しかし育てられる側=子どもの立場からの発言はタブー視されてきたということを、手紙の束を読みながら私は再確認したのである。一九九〇年から実施してきたACと自認した人たちとのカウンセリング経験から私が学んだのは、そのひとたちの多くの苦しみは、機能不全家族だから起きたことではなく、日本の模範的家族そのものがはらんでいる構造的問題だということだった。アルコール依存症の家族は、私たちが当たり前と思っている家族の極限の姿に過ぎないのだ。

機能不全という言葉は、今では政治の世界や企業文化の批判をする際に利用されるようになったが、そもそもはDysfunctional Familyという言葉が端緒だった。どこかに機能する家族があることを夢想させるいかにもアメリカ的な表現だが、ACという言葉の裏側で機能不全家族という言葉も多くのひとに共有されていった。アメリカではあくまで心理学的な準拠枠として機能する(functional)家族を想定していたが、私はそうしなかった。それはとりもなおさず、アメリカ社会が強調する家族、すなわち大統領選挙には一家そろって支持者の前に登場するあの家族の姿にこそ機能不全が内包されていると考えることであり、家族は万古不易なものでなく、歴史的に構築された有限の存在として把握するという視点を持つということである。

証言者としてのＡＣ

のちにそれを「近代家族」論の文脈で把握することになるのだが、当時の私に社会構築主義的知識があったわけでなく、カウンセリングをしながらそう考えるようになっていたのだ。育てる側と育てられる側との関係（親子関係）のイメージは、私の頭の中ではいつのまにか統治者と被統治者のそれと重なっていた。もちろんそれは国民主権の近代国家ではなく、被統治者の発言が統制されている国家像である。暴力による統制というよりも、カウンセリングで語られる親との関係は、「愛情」という抵抗不能な言葉によって統治され管理されており、その貫徹ぶりは抵抗という言葉すら刈り取られるほどであった。ＡＣという言葉は、そんな被統治者に「抵抗」「抗議」という言葉を与え、その言葉を使用する許可を与え、同じような苦しみを持つひとたちが数多く存在するという事実を知らしめたのである。多くの手紙からそのことを確信したのだった。

ここで注目すべきは、読者からの手紙が書かれた当時、まだ子どもの虐待防止法やＤＶ防止法は制定されていなかったということである。しかし多くの手紙には、目を覆いたくなるような父から母への暴力、自ら受けた虐待の数々が記されていたし、ACと自認したひとたちからのカウンセリングで、私は生々しく凄絶な体験を数多く聞かされてきた。先述した二法制定の背景として、ACという言葉の広がりとそれに伴うネット上での彼ら彼女らの体験公開が作用していたのではないかとすら考えたくなる。被統治者の抵抗運動に例えるならば、過去に例のないそれらの発言は、いわば被抑圧体験や拷問の「証言」ではないだろうか。戦争の惨禍も、被災地の実情も、そこを生き延びたひとたちの証言によって初めて明るみに出る。ACのひとたちの発言を、当時もそして今も、私は「証言」として聴く。親は自らの行為を忘れたり、時には愛情だと確信している。それは親たちの意志というより規範にのっとっているだけなのだ。親の統治者としての地位は日本社会から認知されており、強化されこそすれ揺らぐことはないため、育てられる側からの発言は、今でも批判にさらされる覚悟が必要だ。

「あなたのせいじゃない」という救い

読者からの手紙におけるもうひとつの共通点は次のようなものである。

「ずっとこんな自分は生きていてはいけないんじゃないか、そう思って生きてきました。母親を救うこともできず、周囲に迷惑な存在でしかない私にとって、どうやってこの世から存在を消すかということだけが希望でした。自分を責める以前に自分のことが許せなかったのです。でも『あなたのせいじゃない』と書いてあるのを読んでなぜか涙が出ました。そうか、そうだったのかと初めて思えました……」。

このような内容の手紙は数多く、老若男女を問わなかった。第一の共通点を「被抑圧者の解放」に例えるなら、第二点は免責性（イノセンス）への渇望といえる。この第二点はＡＣ批判の中核をなす部分である。

九六年当初から、ＡＣの広がりと同じくらいの強度で批判的言説は世に溢れていた。代表的なものが「親のせいにする」ことへの不快感の表れであった。子どものせいではない、あなたのせいではないということは、「親のせいにしている」のではないか。おとなになったら自分の人生は自分で責任をもつべきなのに、親のせいにするなんて、それこそ甘えであり、自立をはばむものだろう……。聞き飽きるほど類似の批判が、学会のシンポジウムから週刊誌の車内中吊り広告の見出しにまで溢れていた。当時から今に至るまで、ＡＣという言葉に対する私のもっとも大きな関心は、この免責性に集約されるといってもいい。

この点についてはいくつかの論考も表されている。(1) もともとこの免責性は、子どもは親を選ん

（1）立岩信也「身体の現代17：免責される／されないこと4」『月刊みすず』二〇一〇年三月号、みすず書房、二〇一〇。

で生まれてきたわけではない、という根源的受動性[2]に基づくものである。生まれさせられるという英語の表記にあるように、出生そのものが人間にとって受動的なできごとであり、生まれたことに対する責任のなさが承認されることで、初めて自分の生に対して責任をとれるようになるとされる。

ACと自認したひとたちはいわば根源的受動性（イノセンス）を承認されるどころか、親（中でも母親）が生きるための責任を幼少時から背負わされて生きてくる。イノセンスが承認される渇望というより、むしろ背負わされた責任の重圧からの解放欲求と呼んだほうがいいのかもしれない。

親の存在という重圧

ACのひとたちは、自らの生が親からの贈与であり、同時に親に対する罪であり、加害であると信じさせられる。生んだ親から「何度も中絶しようと思ったけど生んでやった」「あなたを生まなければよかった」「あなたを生んだから不幸な目に遭った」「あなたのためにどれほど自分を犠牲にしてきたか」といわれて育つのである。親の論法は至ってシンプルである。辛い思いをして「生んでやった」「育ててやった」のに親を苦しめている、だからもっと親の期待に添う子どもにならなければと要求するのだ。このような罪責感を背負わせることで、親の期待に添ういい子＝親の奴隷化路線は定着する。親の望むとおりに生きなければ自分の存在そのものの価値が生まれない。しかも親は自分が望んでいるとはいわない。主語のない世界を構築し、世間や常識を主語の代わりに用いることで抵抗を封じ、自らの責任も免れるのである。

親たちは、自ら選択し行為していると表明すると、そこに責任が発生することを直感的に察知している。親たちばかりではない、日本では主語を発語することで発生する責任を免れるために、多くのひとたちは自分の意見を述べないようにする。

親になったとたんに、「この子が生まれたから私はこんなに大変だ」と感じる親たちは少なくない。しかし、自分より弱者である存在が登場することで、自らの責任を移譲しイノセンスを獲得できるのだ。それは親になることと引き換えに与えられた権力である。そして、あたかも責任の総和が一定であるかのように、親が背負うべき責任まで子どもが引き受けることになる。それは選択ではなく、家族という世界を生きていくにはそうするしかないのだ。ACに関する解説書の多くに、親子の役割逆転とわかりやすく表現してあるが、背景には責任をめぐるこのような親の半ば意識的・選択的なイノセンスの獲得がある。

ACに関する本を読み、親の存在にしばられ親の視線を内面化してきたこと、それは親からさ

（2）芹沢俊介『現代〈子ども〉暴力論・増補版』春秋社、一九九七。

せられた（受動性）のであり、そうするしかなかった（選択不能性）ことを知り、だから自分のせいじゃない（免責性）と思った。熟成された果実がぽとりと落ちるように、これまでの世界が反転されることをどこかで求めていたからこそ、「あなたのせいじゃない」というワンフレーズによってこの上なく楽になれたのだろう。そのフレーズが意味するものは、「親のせいだ」とすることの容認なのである。

被害者性と免責性

親たちの感覚にみられるように、させられたという受動性は被害者性に通底する。DVにおいても、夫たちは「そうするしかなかった」「そうさせたのは妻だ」と主張し、被害者はむしろ自分のほうであるとする。「妻を傷つけるつもりじゃなかった」「それくらいわかってくれてもよかった」という意図しない結果だったと主張することもある。DV加害者プログラム[3]において、参加する男性たちに責任の自覚を促すために用いるのが、暴力という行為以外に選択可能な方法があったという論拠である。さまざまな方法があったにもかかわらず彼らは暴力を選んだ、だから暴力に対して彼らは責任があると説明するのだ。世界で最初に実施されたDV加害者プログラムで教材として用いられた「暴力の車軸」という図[4]がある。そこでは、彼らの妻が暴力をふるわせた的発言は「責任転嫁」として一刀両断に切り捨てられる。もし虐待で子どもを殺してしまった親が、しつけのつもりだった、いうことをきかなかったからだといえば、責任転嫁だと批判されるだろう。では、ACの免責性への批判と、DV・虐待の「加害者」と呼ばれるひとたちへの批判はどうつながっているのだろう。

妊娠から出産にかけての選択不能性は、命の尊さや母になることを考えれば、女性たちは「どうしようもない」状況に置かれているに違いない。しかし再度根源的受動性という視点を思い出せば、親を選ぶこともできず生まれてきた子どもに対しては親のほうに責任があると断じる必要がある。より選択不能性が高いひとたち、状況の切迫度の高いひとたちの免責性を優先すべきだと考えるからだ。そこに客観性はどれほど担保されているかと問われれば、家族の仕組みと身体的脆弱性、歴史的に積み上げられた権力（力）といった要素の総合であると答えるしかないだろう。

DV加害者と断じることへの批判、子どもを妻に奪われた父親擁護、それにつながるフェミニ

（3）信田さよ子「DV加害者における被害者性（認知行動療法を用いたDV加害者臨床の実際と可能性——DV加害者へのアプローチから学ぶ、平成一八年度東京ウイメンズプラザDV防止等民間活動助成対象事業）」リスペクトフルリレーションシップ（RRP）研究会、四五‐四九頁、二〇〇七。

（4）エレン・ペンス、マイケル・ペイマー『暴力男性の教育プログラム——ドゥルース・モデル』波田あい子他訳、誠信書房、二〇〇四。

ストバッシングの言説に見られるのは、選択不能性や切迫度に対する判断への反論であろう。選択不能性の差異の多くは、社会的不平等に根ざしていることはいうまでもない。

新たな責任と脱被害者

ACのグループカウンセリングで回復について説明する際、トラウマからの回復といった視点ではなく、親（加害者）を研究することと、責任をめぐる視点の転換をキーワードにする。前者についてはすでに述べているので省略するが、後者については、過剰な責任を背負わされてきた状態（100）から「あなたに責任はない」としていったんイノセンス（0）の地点にまで戻すという説明をする。これを線上に100→0へと示し、座標の端から反対の極に移動させる。その後、中間地点に50と記し、それを「適正な自己責任」とする。回復とは0から50の地点に近づくことだと説明する。

いささかわかりやすく単純化しすぎているかもしれないが、イノセンスの自覚は欠かせないが、あくまで通過点（もしくは出発点）なのであり、そこにとどまり続けることは却って新たな問題を引き起こす可能性もあると伝える。被害者性はイノセンスに通じるが、それはしばしば暴力的にもなりかねない。親に暴力をふるう子ども（四〇代の息子もいる）は、生まれたくて生まれたわけじゃないと主張する。親にしてみれば反論不能な言葉であり、結果として親が子どもの奴隷状態となり、連日暴言・暴力を受け続けることになる。これは力関係が単に逆転したに過ぎない。そのような親からの相談は後を絶たないのが現実だ。

いったん被害者的立場に身を置くことは、重圧から解放され、これまでの苦悩への意味が付与され、親からの脳内支配にも似た洗脳から脱する出発点になる。しばしば「親を責めてもいいでしょうか」と質問されるが、いったんそれは肯定されるべきだと思う。しかし親への怒りは噴出し始めるとエンドレスにもなりかねず、そのことで逆に批判されて病気扱いされることは珍しくない。責めて怒りを放出することで、新たな執着関係が発生することもある。望ましいのは、イノセンスを十分に受け止められる安全な他者（専門家）がその役割を担うことだろう。

夫婦の場合離別するという道があるが、親子関係は今の日本においては完全に決別したり関係を断絶することは現実的に困難である。どのような関係性を構築するのかについて一つのヒントは、修復的司法にみられる加害・被害の調停という視点にあるのではないだろうか。ACグループで50の地点を適正な自己責任と説明する際、私がイメージするものとその視点はつながっている。安易な赦しではなく、和解を意味するのでもない。深い被害を受けたと感じているひと（子）が、それを与えたひと（親）とどのように向き合っていくか。そして親に対して私たち援助者はどうかかわっていくか。ACの免責性（イノセンス）は、私たちにこのような課題を与えずにいないだろう。

家族崩壊への危機感

日本のＡＣ概念がすぐれていると主張したいわけではないが、アメリカにおけるＡＣという言葉にこれまで述べたような視点は含まれていない。理由のひとつとして、八〇年代のアメリカではすでに虐待を防ぐことが親子関係の優先課題になっていたからではないだろうか。一九七五年にベトナム戦争が終結してから、家族内暴力（ＤＶや虐待）がアメリカの家族の大きな問題として浮上したのは事実だ。先に述べたアメリカの機能不全家族論は、どこかに機能する家族があるという幻想に立脚しているというより、とりあえず虐待やＤＶを防止して家族崩壊をくいとめるために必須の現実的キャンペーンだったのかもしれない。家族内暴力への政策や機能不全家族論が、家族の崩壊がアメリカ社会の根底を揺るがしかねないというリアルな危機感から生み出されたのだとすれば、日本における家族信仰や家族は崩壊するはずもないという楽天性が対照的にきわだって見えてくる。とすれば、私の提示してきた論点は、むしろ堅固すぎる家族イデオロギーへの抵抗であり、楽天性への警鐘だったのかもしれない。

第十二章　ケアと共依存

疾病概念がもたらした希望

父親が酒に酔って妻子にからみ、時には暴力的になることで、家族団らんの夕食時がこの上ない緊張と恐怖の支配する場になってしまう。私が担当しているACのグループカウンセリングで、そのような幼少時の記憶を語る人は珍しくない。盆と正月に親戚一同が集まると、酔いがまわるうちに必ず言い争いから取っ組み合いになるため、家じゅうの刃物を事前に隠しておくのが自分の役割だった、などと語るのである。

アルコール依存症者の中には、周囲に隠れてひとりで飲み、身体をいためつけて死に至るという自滅的な一群の人たちもいるが、たいてい周囲の家族に深い影響を与えてしまう。そのことを明確に知りつつも飲酒をやめない本人と、懇願しても無視され裏切られ続ける家族（妻）とのあいだに繰り広げられる日常的惨劇は、そこで育つしかなかった子どもたちが成人してから、仔細に証言されることとなった。その際に必要だったのがＡＣ（アダルト・チルドレン）というキーワードだったことは、本書で繰り返し述べてきた。

なぜそこまでして父親（夫）は飲酒を繰り返すのだろう。妻や子どもから飲まないでほしいと言われ、自らの生活の破たんへの危機感に苛まされながら彼らは飲み続ける。理由としてこれまで優位に主張されてきたのは、学習理論やそれに基づく条件付け仮説であり、報酬と快楽をめぐる脳の画像に基づく説明だったりした。私は七〇年代から男性のアルコール依存症者とかかわってきたが、このような生物学的にもみえる説明を彼ら自身も歓迎していたように思う。

近年のうつ病の増加と精神科医療の敷居が低くなったこととと、それは共通してはいないだろうか。うつ病は薬で治すという明確な姿勢は、うつの背後にある環境的・関係的要因を捨象するように傾く。言うなれば、なんらかの敗北の結果としてではなく、生物的な変化によるものであると考えたほうが、彼らの自尊心や矜持が保たれるのだろう。だから多くのうつ病の男性は、カウンセリングを利用するより処方された薬を飲むほうを選ぶのだと思う。

もともと酒に溺れることへの侮蔑感がアル中という言葉には込められていた。何より「意志」が弱く、酒に「逃げる」のは卑怯だという暗黙の批判は、現在でもそれほど変わっているわけではない。アルコール依存症という言葉の登場によって「疾病化」が図られたのも、そんな批判的で差別的なまなざしから、酒がやめられない人とその家族を救おうという願いがあったからだろう。「病気」というどこか中立的で科学的な言葉によって、ひとつの希望が生まれたのである。「もし夫がアルコール依存症という病気なら、治療すれば治るんじゃないでしょうか」と語った女性は、病気という言葉に一筋の光明を見出したのであった。

女性アルコール依存症者とフェミニズム

私自身のそんな依存症観が変化したのは、八〇年代に入ってから女性のアルコール依存症者にかかわるようになってからだ。当時の常識では、まだまだ女性が飲酒することにはタブー意識が残っていた。高度経済成長の波に乗った日本は、世界各国に駐在員を派遣し、パリのルイヴィトンの店舗にには日本人観光客が列をつくって買い物の順番を待つ時代だった。終身雇用・年功序列が堅固に機能しており、企業家族主義の中で妻として生きる女性たちは、夫に扶養され優秀な子どもを育てることを期待されていた。

『妻たちの思秋期――ルポルタージュ・日本の幸福』（斎藤茂男、共同通信社、一九八二）は、主婦である女性のアルコール問題を正面からとりあげた点で画期的であった。高度経済成長の陰で、企業戦士の妻たちがアルコールに耽溺していたことは、キッチンドリンカーという言葉の共有を生み、人々に驚きをもって迎えられたのだ。台所でひそかに酒を飲み、その勢いを借りなければ家事をこなせないという思秋期の妻たちの姿は、夫たちの華々しい活躍のいわば陰画（ネガ）であり、専業主婦という状況への間接的プロテストとしても位置付けることができる。

　アルコール依存症の女性たちとカウンセリングで出会うことで強烈に印象づけられたのは、「そうしなければ（飲酒という方法がなければ）彼女たちは生きてこれなかったのではないか」ということだった。飲んで酔い潰れることが、耐えられない現実からのつかの間の防波堤になり、時にはその感覚麻痺がエネルギー源にもなる。彼女たちにとって飲酒は一種の自己治療（セルフメディケーション）[1]だと思った。そう考えたとき、病気としてのアルコール依存症という枠組みにひびが入り、いっぽうで同じ女性として彼女たちと私がつながる気がしたのである。

　彼女たちが語る言葉は、親子や夫婦関係における葛藤、ひとりの人間としての痛みや空虚感、さらには不全感に満ちていたが、それは当時私をとらえていたフェミニズムという言葉と大きく重なった。それほど年齢も違わない私は、なぜ彼女たちは飲んで依存症になり、なぜ私はカウンセラーとして彼女の前に座っているのだろう、アルコール依存症の女性たちと私とを分かつものはいったいなんだろう、と思った。この問いは、同じ女性としての深い共感と同時に、自分のうちにある依存症的なるものへの気づきから生まれた。彼女たちとの境界が紙一重で脆弱であるからこそ、私は依存症の専門家・援助者として生きようと再確認し、今日に至ったのである。

依存症をめぐる女性たちは、このような女性のアルコール依存症者、依存症者の妻、依存症者の母の三つに大別できる。ここで視点を共依存と呼ばれたアルコール依存症者の妻へと移してみよう。

一九七〇年代末のアメリカでこの言葉が誕生した背景として、次の二つが挙げられる。社会経済的背景としては、一九七五年に一〇年近く泥沼化していたベトナム戦争が終結し、膨大な軍事費支出に伴うアメリカ経済の危機が訪れた。それが保険制度の改革を生み、アルコール治療産業を繁茂させたのである。その流れが非医師であるコメディカルの活動を活発化させ、ソーシャルワーカーが中心となってこの言葉を生みだした。詳細についてはすでに触れてきたので繰り返さない。

もう一点は、一九五〇年代からアメリカで広がりを見せていたシステム論的家族療法の影響である。四〇年代に提唱された一般システム理論を基礎とし、サイバネティクスやホメオスターシスといった視点から家族を把握し、家族を治療の対象としたのである。また人類学者であるベイ

(1) E・J・カンツィアン、M・J・アルバニーズ『ひとはなぜ依存症になるのか――自己治療としてのアディクション』松本俊彦訳、星和書店、二〇一三。

トソンの影響も無視できない。中でも直線的因果論（原因除去）ではなく円環的因果論（悪循環を断つ）への転換は、問題の原因は何かという不毛な犯人捜しを乗り越えるものとして、八〇年代には日本でも熱狂的に歓迎されたことは記憶に新しい。

アルコールを飲む夫の個人的病理が原因ではなく、システム化された関係における円環的因果のどこを変化させればいいのかという新たな問いを成立させることで、夫婦サブシステムの問題が浮上した。このようにして治療動機を持たない本人から、援助対象の主役は妻へとシフトされたのである。依存症は家族の病である、まず家族から、といった現在にまでつながる標語は、システム家族論的把握に基づいている。強調されるべきは、そこにはジェンダー的視点や夫婦間の力関係における非対称性は前提とされていないという点だ。システム論そのものが統合を前提としており、家族システム論においても親子・夫婦の統合が自明のものとされている。そこから誕生した共依存概念が、夫婦の対等性を前提としていることに注目しなければならない[2]。たとえば夫婦間の駆け引きをシーソーゲームとかパワーゲームと表現されることがあるが、夫婦の対等性が前提となっているからゲームという言葉を用いることができるのだ。土台になっている水平的平等・対等性ゆえに、アルコール依存症の夫が妻をふりまわしてケアを求めて依存し、妻はケアを与えることで自分に依存する夫に依存するというわかりやすい説明が成立する。このわかりやすさと対等性への批判的視点の欠如はいささか粗雑であると言わざるを得ないが、アメリカでも日本でも共依存がこのように理解され広がってきたことは事実である。いっぽうで、この言葉がもたらした効果についても触れておく必要があるだろう。

共依存がもたらした解放

酔った夫から離れたり別れることが、アメリカ社会では健康的で望ましい選択だと考えられたため、傍らから離れず世話を焼き夫の飲酒をやめさせようとする妻は、まるで依存症の夫に依存しているかのように思われ、共依存（co-dependency）と呼ばれたのである。言うまでもないが、独立・自立（independent）に至上の価値を置くアメリカにおいて、依存的であるとされることはこの上ない批判であり、時には人格否定を意味する。

しかし日本において、多くのアルコール依存症者の妻たちは選択的に好んで世話をし夫のめんどうを見てきたわけではない。ひたすら女性として当たり前でふつうのこととして、いわばドミナントな結婚観・夫婦観を実践してきたに過ぎないだろう。それは現在に至るまでほとんど変わっていない。離婚した後の生活不安もそれに輪をかけているだろう。カウンセリングで出会う女性

（2）副田義也「社会の闘争モデルによる福祉社会学・序説」『闘争性の福祉社会学——ドラマトゥルギーとして』シリーズ福祉社会学②、東大出版会、二〇一三。

たちが、夫のわがままを甘受して手のひらの上で転がしていくことが知恵だと語るとき、ケアするジェンダーであること、ケアの与え手役割が常識化したままであることに愕然とさせられる。

強制ではなく、当たり前のこととしてジェンダー規範を順守してきた彼女たちは、アルコール依存症である夫への対応において、専門家からケアの撤去が必要であることを初めて告げられる。「あなたのその行為は共依存です」と宣言する保健師は、八〇年代から九〇年代の地域精神保健の現場において珍しくなかった。

多くの妻たちは「良かれと思って」「当たり前のこととして」夫の世話をしてきたからこそ、その言葉にショックを受ける。中には怒り出す人もいただろう。常識通りにやってきたことが、共依存として批判されることは、長年の歳月を否定されかねない。しかし、しだいに訪れるのは途方もない解放感だったろう。「ケアを撤去する」「世話を焼かない」「夫の問題は夫に返す」といったアドバイスは、当たり前と思ってきたことをしてはならない、しなくてもいいと告げる。それによって彼女たちは、本当はしたくなかった、それなのに当たり前と思ってさせられてきた、つまりケアすることを強制されてきたこと、それを拒否する自由などなかったことに気づくのだ。

共依存は、いわばシステム論における虚構としての対等性に起因する負のラベルである。ゲームという言葉によってありもしない同じ土俵の上に立たされた彼女たちは、負のラベルを引き受けることで、それと引き換えに土俵から降りることができ、強制されたケアの与え手役割から解放される。

九〇年代初頭、共依存のグループカウンセリングに参加しているアルコール依存症者の妻たちは、悲惨な体験談の内容に比べて、驚くほど明るく闊達な表情を見せていた。夫の飲酒から手を引くことがグループでは賞賛され、距離を取ることが望ましいとされていたからだ。中には「私がいないと夫は生きていけないのでは」と語る参加者もいたが、夫のケアから解放される、それも正当な根拠をもって褒められながら、という事態において元気を取り戻す人は多かった。中には離婚に踏み切る女性もいて、彼女たちと一年後に出会うと、若返り生気にあふれていて誰だったか見分けがつかないこともあった。

DVと共依存

彼女たちが解放されたのは夫へのケアの与え手役割だけだっただろうか。依存症者の妻たちを対象としたグループを共依存グループ（KG）と呼んでいたが、二〇〇一年にDV防止法が制定されてからそのグループを再編成することにした。その理由は、彼女たちのほとんどが依存症の夫からDVを受けていたからである。酔った夫から殴られるのは日常茶飯事であり、性的関係を拒否したことで全裸にされて家から追い出される、怒鳴られる、つけまわされる……といった経験をほぼ全員がもっていた。夫が酒やギャンブルをやめれば現実的な危険は去るかもしれないが、すべてが解決するわけではない。トラウマ研究の進捗によって明らかになったのは、DVがもたらす影響の深刻さであった。それらを知ることで、共依存のグループをDV被害者のグループへと思い切って名称変更したのである。その提案に反対する女性はいなかったどころか、DV被害者というアイデンティティを獲得することでそれまで一度も話されることがなかった暴力被害経験が、グループを埋めつくしたことに驚いた。ひとつの言葉が与えられることで、初めて語られるようになる経験があることを知る思いであった。

妻たちを夫へのケアから解放した共依存という言葉は、DVという定義と出会うことで、妻の被害者性を隠ぺいしてきたどころか、システム論が前提とする対等性（夫と妻は五分五分）の強調によって夫の責任を見えなくしてきたことも明らかにした。DVという定義は、夫婦間の非対称性を前提としており、加害・被害という司法的判断をそこに投入するものである以上、共依存の妻にも逃げなかった責任があるという言説は、暴力の加害者にとって使い勝手のいい言葉として機能してしまう可能性がある。妻を殴りけがをさせた夫が、「共依存の妻は逃げようとしなかった」と語るのを聞いたことがある。現在では、カウンセリングにおいて、共依存という言葉を夫婦関係においては用いないようにしているのは、それが被害者有責論に加担する危険性があるからだ。DV被害を受けた女性たちに、受診した精神科医から「逃げないのはあなたが共依存だから」と言われたという経験を聞かされることがある。そのたびに、共依存という言葉を使用してきた責任は、私にもあると思うのだ。

ケアの有害性

このような経緯から、夫婦関係においては禁忌の言葉にしているにもかかわらず、いっぽうで共依存はカウンセリングにおいて使い勝手のいい言葉であることに変わりはない。妻から夫へのケアや世話が、意図せざる結果としてアルコール依存症を維持していることを明らかにしたのは、システム家族論の大きな功績なのである。そこから導き出された「良かれと思ってケアを与えることが、結果として対象者の症状・問題を却って悪化させてしまう」というパラドックスは、アルコール依存症だけでなく、不登校、摂食障害、引きこもりをはじめとする多くの家族問題に適用可能である。ケアの撤去こそが問題解決の第一歩、ケアは時に有害であるという認識は、共依存という言葉がもたらしたと言っていい。

子どもに問題が生じた母親は、育て方が悪かった、過保護であったという世間の非難にさらされ、無関心な夫に傷つき、子どもからも虐待されたと責められている。さまざまな立場の専門家がいるが、すべてを受け入れて育て直すといった母親の役割を強調する理論は今でも影響力が大きい。共依存という言葉を用いれば、母親から子どもへのケアが果たしている有害性が焦点化さ

(3) リン・ホフマン『家族療法学――その実践と形成史のリーディング・テキスト』亀口健治監訳、金剛出版、二〇〇五。

れ、不要なケアの撤去、親子間の距離の強調という方向性が推奨される。私がかかわっている共依存のグループ（KG）は、子どもに問題の生じた母親たちを対象としており、引きこもり、摂食障害、暴力、ゲーム依存など多種多様な子ども（一〇代から四〇代まで幅広い）の問題をそこでは扱っている。具体的な説明は省くが、かつて妻たちが共依存という言葉で解放されたような明るさは、そこにはない。むしろケアを撤去する不安感、距離をとることで子どもから責められるのではないかという恐怖が充満している。子どもに対する彼女たちの罪悪感は、自分のせいで子どもの人生を台なしにしたという加害者意識でもある。もしくは世間や常識からの指弾を先取りした自己批判である。それがさらに子どもたちへの過剰なケアになるという悪循環を断つためにも、共依存という言葉の果たす役割は大きいのだ。

依存ではなく支配

近年、特筆すべき現象として、娘の立場から母の愛・ケア、そして支配に対しての異議申し立てが、いっせいに口火を切ったことがあげられる。[4] 長年ACのカウンセリング経験から感じてきた「母の愛」への疑念が、このように広範な女性たちの支持を得たことは私にとっても驚きであった。

親の愛・ケアに対しては、かつて障害者自立運動においてラジカルに問いかけられたが[5]、三〇年以上経ってからごくふつうの家族関係においても類似の指摘がみられるようになったのである。暴力的支配は、相手を押さえつけ痛みや苦痛を与えることで力とともに行使されるが、ケアによる支配は、相手を世話によって弱者化することで行使される[6]。ケアがなければ生きられなくなるどころか、反抗や抵抗は完璧に封殺される。なぜならば、親の愛は無謬で価値あるものとされ、批判すれば世間、ときには世界を敵にまわすことになるからだ。共依存は依存ではなく、このようなケアによる対象を弱者化する支配と同義なのである。丸山眞男の抑圧委譲という言葉に表わされるように、ケアすることが半ば強制される女性たち[7]の苦痛や我慢が、より弱者である子どもたちへの支配になっているように思われる。

本章ではアメリカで誕生した共依存という言葉を、八〇年代からカウンセリングで活用してきた歴史を概括した。システム論にルーツをもちながら、ＤＶや虐待といった家族における支配関係との出会いをとおしてケア論にまで射程を広げるこの言葉は、アダルト・チルドレン同様に定

（4）信田さよ子『母が重くてたまらない――墓守娘の嘆き』春秋社、二〇〇八。
（5）横塚晃一『母よ！　殺すな』すずさわ書店、一九八一、生活書院、二〇〇七。
（6）熊谷晋一郎ほか『ひとりで苦しまないための「痛みの哲学」』青土社、二〇一三。
（7）上野千鶴子『ケアの社会学――当事者主権の福祉社会へ』太田出版、二〇一一。

義の曖昧さが逆に豊かさを生んだと思われる。今後どのような現実との化学反応が生まれるのだろう。そう期待しながらカウンセリングを続けていきたいと思っている。

第十三章　自助グループの宗教性と臨床のプログラム化

「健康」概念の拡大とアルコール問題

二〇一三年一二月六日、強引とも思える審議の幕引きによって、怒号とともに特定秘密保護法が成立した。その影に隠れてあまり注目されなかったが、ほぼ同時期に参議院において全員一致で可決されたのが、アルコール健康障害対策基本法である。

同法は二〇一〇年のWHO「アルコールの有害な使用を低減するための世界戦略」を受け、関連する学会、市民団体、そして全断連（全国断酒連盟）などが、超党派の議員を巻き込み成立に向けて運動を展開してきたものである。喫煙のもたらす健康障害に対する対策の進展に比べると、野放しに近い我が国における飲酒への容認がアルコールによる健康障害や周囲の家族の苦しみを放置してきたといっていいだろう。飲酒運転事故の頻発、自殺行動やうつ病の背景としてのアルコール問題の注目によって、少しずつ飲酒の弊害は知られるようになっているが、タバコに比べるとアルコールの害に対する知識は不十分だといわざるを得ない。

アルコール依存症が慢性アルコール中毒と呼ばれていた六〇年代から七〇年代にかけて、アル中という蔑称とそれがもたらす意志の弱さというスティグマに対して、関係者や本人たちは「疾病」であることを強調しながら偏見を除去しようと努力してきた。しかしながら飲酒に対して寛容な我が国において、そのような願いは大きな壁に阻まれ、疾病であることの否認はいっこうに変わらないままであった。WHOの動きは、「疾病」に代わる「健康」を障害するものとしてのアルコールという位置づけを促したが、これは「健康」概念の拡大によって可能になった。さらに、タバコよりアルコールの害がはるかに重篤であるという主張が説得力をもつような健康重視の時代になったことも大きかっただろう。

法制定と自助グループ

すでに一九八〇年代には全断連（全国断酒連盟）の要請によってアルコール対策議員連盟が結成されているが、本法の制定に向けて自民党と民主党議員が超党派で緊密な連携を保ってきたことは特筆すべきである。

これはいわゆる理念法であり、何か政策の転換がすぐにもたらされるものではない。しかしこのような理念が示されたことの意味は大きく、野放しに近いアルコール飲料のテレビＣＭの規制をはじめ、今後さまざまな政策や自治体におけるアルコール問題の取り組みに影響を与えるだろう。何より大きいのは、全断連のような自助グループ活用が予想されることである。一貫して断酒会が本法制定に向けて地方議員や国会議員に向けて働きかけつづけてきたのは、今後断酒会という組織の存続にもかかわるという認識があったからだろう。これまでも保健所の酒害教室、刑務所内のアルコール依存症の説明会などに断酒会員が活動することはあったが、今後はもっとその役割は増大することが予想される。

日本におけるアルコール依存症の自助グループは大きく分けて断酒会とＡＡ（Alcoholics. Anonymous）の二つがあるが、法制定に向けてＡＡはそれほど積極的に活動したわけではない。その理由や根拠は、ＡＡの組織を形成しないことをはじめとするいくつかの独自性にある。

組織をつくらない自助グループ

八〇年代からは乳がん患者会をはじめとしたガンをめぐる「患者会」がいくつも誕生し、不登校の親の会や「〇〇被害者の会」まで含めると全国に数多くの集まりがあるが、それらはいずれも医療の限界をつきつけられた地点に誕生している。不登校や引きこもりをめぐるいくつかのグループも同じであり、その点においてＡＡと同じ背景をもつといっていいだろう。

しかしながらＡＡの独自性は、アメリカで誕生して以来アノニマス（無名性・匿名性）を維持していること、一二のステップ・一二の伝統によってＡＡの一体性を守っていることなどにあり、中でも組織をつくらない集まりである点がもっとも大きな特徴であろう。断酒会と比較すると違いが際立つのもこの点である。会員制をとらず、会長や支部・本部といったよくある組織特有のヒエラルキーは存在しない。会費は徴収されず、ミーティング中にまわってくる献金箱に自分の判断でお金を入れ、各グループの会計係がそのお金を地区ごとに集め、それらがＡＡ全体の資金になるという仕組みである。事務所や本部ではなく「日本サービスオフィス」と呼ばれ、アメリカには「ワールドサービスオフィス」が存在する。一九三五年の誕生以来ＡＡが遭遇してきた困難から教訓を得て、あらゆる政治・宗教から自由であることを掲げているのも大きな特徴である。

専門家からの独立性

一二ステップを、他のアディクションに応用した自助グループにはＮＡ（薬物依存症）、ＧＡ（ギャンブル依存症）、ＣＯＤＡ（共依存）、ＫＡ（窃盗癖）、ＡＣＡ（アダルト・チルドレン）などがあり、それぞれＡＡと共通した原則で運営されている。カート・ヴォネガットの文章にはＡＡについての言及があり、ローレンス・ブロックの作品では酔いどれ探偵マック・スカダーがAAミーティングに参加する場面が登場する。しかし日本では、匿名であること、依存症本人しか参加できないクローズド・ミーティングが多いことから、今でもしばしば秘密結社のような扱いを受けている。

一般のひとたちにとって自助グループとはいったいどのような集まりなのか見当もつかないだろう。精神科医療の関係者であっても、依存症とのかかわりがなければどのようなものかを知らないのが現状である。アダルト・チルドレン関連の著書においてACの自助グループについて触れたことがあるが、読者からの問い合わせで多かったのが「カウンセリングセンターで自助グループを実施していますか？」という質問である。その質問の意味しているものは、ACの回復に有効なツールとしての自助グループ参加であり、私たち専門家が自助グループを運営しているに違いないという考えである。精神科医療において、依存症以外の自助グループはその多くが精神科医によって運営されているのも事実である。

依存症の臨床においては常識だった専門家から独立した「アルコール依存症者によるアルコール依存症者のための」という説明は、患者・治療者、専門家・非専門家という二分法に慣れたひとたちにはなかなか理解されにくい。しかし日本独自の神経症治療法である森田療法は、「生活の発見会」を生み出している。一九五六年、神経症本人であった共同通信記者の水谷啓二が自宅を

（1）ローレンス・ブロック『八百万の死にざま』田口俊樹訳、早川書房、一九八八。

開放した啓心寮が、のちの「生活の発見会」の母体となったといわれる。(2) 長年アルコール依存症治療にかかわってきた精神科医の比嘉千賀は、同会を森田神経症者の自助グループとして位置付けている。

どのようにして参加を促すか

私と断酒会とのつながりは深い。二〇代のころから病院や保健所で多くの断酒会員やその妻たちとの交流し、断酒会主催の集まりで何度も講演したことがある。しばしば日本独自の自助グループとしての断酒会とアメリカ発のAAとはしばしば対比され、そこに参加するアルコール依存症者たちも互いを意識し、時には敵愾心を抱くこともある。

七五年に日本でAAが誕生して以来、NA、GA、ACAといった数々のアノニマスの自助グループが立ち上げられるのを見てきた。アルコール依存症者の平均寿命が五二歳といわれるが、七〇年代末から八〇年代にかけてリハビリ施設や専門病棟で出会った多くの依存症者は、自助グループにつながることで断酒し、生き延びて七〇代を迎えている。作家の中島らもはアルコール依存症であることカムアウトした数少ない存在だが、ちょうど五二歳で亡くなってしまった。彼は自助グループには参加していなかったようだ。

依存症者はもともと人間関係の不器用さゆえに、自助グループ参加に対して拒否したり激しく抵抗したりする。なぜ参加しなければならないのかという疑問に対して、理論的に説明することはそれほど意味を持たない。参加の必要性を伝えその根拠を説明したうえで、「だまされたと思って最低三回参加してみてください、最初から自分にぴったりだと思うひとはいませんから」「感想を次回のカウンセリングで聞かせてください」と伝えることにしている。しかしながら、カウンセリングには強制力はないため、このような言葉で実際に足を運ぶクライエントは、半数に満たないのが現実である。

アルコール依存症の専門病棟では、入院治療のプログラムの中に自助グループ参加が組み込まれている。夕食を早めに終えて地域の自助グループに出かけていき、終了後夜遅く帰院するのが通例である。それを拒否することは病院の治療拒否と同じ意味であり、ほとんどの入院患者さんはみんなで連れ立って自助グループに参加する。このあたりの情景は『失踪日記2　アル中病棟』(吾妻ひでお、イースト・プレス、二〇一三)に詳細に描かれている。

(2) 長谷川洋三『心の再発見——森田学習療法の実際』白楊社、一九八五。

言葉から先に変わる

ＡＡミーティングは、「今日一日アルコールをやめたい」という願いを共通にする人が参加するのであるが、特徴は言いっぱなし聞きっぱなしという点にある。参加者が順に発言するが、それに対してコメントしたり批判や言及をしない。話してはいけないことについて規則があるわけではないが、明らかな個人攻撃、医療機関や専門家などの具体名は避けるのが原則である。

ＡＡやＮＡの参加をクライエントに勧めてきたし、参加して変化する姿を傍で見てきたのだが、私がもっとも印象づけられたのが「言葉」づかいや口調が変わることであった。自助グループ用語ともいえる言い回しをクライエントはいち早く身につけていき、私の前で語る言葉が微妙に変化していくのだ。それをいくつか紹介しよう。

・「語尾に『ね』を付ける」

僕ね、五回目の入院をしたんですけどね、一週間前に主治医とけんかして退院してきちゃったんですよね。もう福祉事務所にね、そのことを言いにいったんだけどね、ケースワーカーともケンカしちゃってね。飲んでないだけましなんだけどね……。

・「ミーティングでおろす」

バイト先で怒鳴られたんですけど言い返せなかったんです。帰り道腹が立ってどうしようもなかったんで、このままだと飲みそうだと思ったんでとにかくミーティングでおろさせてもらいました。この一週間とっても忙しかったのでミーティングに行けなかったんですよ。おろせなかったせいで頭の中がパンパンになってしまって大変でした。

・「ミーティングで吐く」

（これも『おろす』と同じように使われるが、もっと直截的な感じである）

ミーティングで吐かないともたない。みんなが吐くのを聞いてると苦しくなる。

・「つながった、つながる」

断酒会につながったおかげでここまできました。AAにつながった仲間たちの話を聞いて感動しました。まだつながっていない多くの依存症者のために。

・「ありがとうございました」

（発言の最後の締めとして用いる。唐突な感じもするが話を終える定型的で儀式的な言葉である）

共同体への帰属がもたらすもの

自助グループ参加の意義・効果は自己開示をして経験を共有することにあるが、彼らや彼女らの言葉の変化を知るにつけ、独特の語法や言い回しを模倣し使いこなせるようになることがその第一歩ではないかと思わされる。一種の符牒のような言い回しであるが、それを使うことでグループの一員になるのだ。おそらく日本でAAが誕生して以来、メンバーの誰からともなく言い始められ、すたれることなく生き残ってきた言い回しなのだろう。それを新メンバーが模倣し、自らの経験を表す言葉としてグループで活用していくのである。グループの一員であると感じられることは、AAという共同体（コミュニティ）への帰属意識につながる。断酒会も含めて、自助グループは行事を重要視しているのもそのためだろう。講演のために自助グループの大会に呼ばれたことがあるが、連鎖握手や標語の唱和などは一体感を高めるためのものだろう。

外部の世界ではあまり聞かない言い回し、一体性を高める装置、儀式的な手順。これらは言葉による共同体意識の醸成と一体性を高める儀式的行為であり、一種の宗教的効果をもたらすだろう。

カウンセリングへの応用

現在、私はカウンセリングセンターで五種類のグループカウンセリングのファシリテーターをつとめている。実施時間は二時間で前半と後半に分かれるが、前半の運営はAAスタイルの言いっぱなし聞きっぱなしであり、これを自助グループモデルの応用と呼んでいる。「○○さんからお願いします」という言葉で開始し、私の右側から時計の反対周りに順々に一周する。話す内容は前回のグループから今日までに起きたことや感じたこと、考えたことなどである。八〜一〇人の参加者数であればこれだけで一時間を要する。そのあいだファシリテーターの私も参加者もコメントはせず、ひたすら語られることを聞く。一転して後半は、ファシリテーターから参加者へのコメントや質問、時には必要な情報提供を行うといった心理教育的な運営に変化する。いわば正反対とも思える二つのスタイルを用いるのはそれぞれの効果をねらってのことであり、前半に語られたことが後半の心理教育的介入に生かすことができるからである。

集団精神療法の多くは、今・ここに展開する関係をあつかい、メンバーの相互交流で生まれる体験を重視することで展開される。ところがＡＡスタイルの言いっぱなし聞きっぱなしは、メンバー間の今・ここでの交流を禁じ、ひたすら過去を振り返り体験を語ることに徹するのである。いわば反集団精神療法的な原則が自助グループやその効果を支えているとすれば、非常に興味深い。聞きっぱなしということは、聞いても聞かなくてもどちらでもいいことを意味する。自助グループに参加するコツは、聞きたいことだけ聞く、聞きたくなければスルーすることだろう。そもそも自分の問題だけでせいいっぱいであれば、他者の話を聞く余裕などないだろう。聞かない自由と話したことが批判されない安全が保障されるのがＡＡスタイルなのである。依存症のひとたちの多くは、今・ここの対人関係における力の差や相手の表情の変化に鋭敏であるからこそ、このような方法が意味をもつのだ。

人ではなくグループに

自助グループモデルによる運営への感想として、ある女性は語った、「グループの参加者が、キャンプファイアの炎を全員で眺めているみたいでした」。

ファシリテーターをつとめながら、私も同じような感覚におそわれることがある。具体的な現象として、参加回数が増えるごとに、話すときの視線の方向が変化してくるのだ。最初はファシリテーターの私のほうを見ていたり、グループ内でうなずいてくれる人の目を見たりしているが、回を重ねるごとにグループの中心の床を見つめるようになる。聞いているメンバーは、話しているひとのほうを見たり、目をつむったりノートに目を落としたり、さまざまである。

語りかける対象は、ファシリテーターの私ではなく、他のメンバーの誰かでもない。グループに向かって語っているのだ。そのことを私が説明するわけではないが、参加回数を重ねるにつれて、グループという目に見えないものに向かって語るということが身についてくる。ＡＡで用いられるハイヤーパワーという言葉があるが、たき火の炎を見つめながらひとりずつぽつりぽつりと話す情景にも似て、自助グループモデルはいつのまにかグループという全体性を浮かび上がらせることにつながっていく。それをハイヤーパワーと呼ぶのかもしれない。長年アルコール依存症治療にかかわってきた精神科医であるなだいなだは「同じ苦しみを抱えたひとが集まるところに宗教は生まれる」(3)と述べている。

宗教性への反作用としてのプログラム化

自助グループの宗教性については、スピリチュアリティやヒーリングといった言葉であらわされている[4][5][6]が、アルコール依存症の治療と宗教性について最初に気づかされたのは旧ユーゴスラビアにおいてである。すでに述べたが、八〇年代末のザグレブ(現クロアチア)で精神科病院のアルコール専門病棟を見学した際に、治療プログラムがあまりに儀式的であることに驚かされた。当時の私にとって社会主義国であることとその儀式性とが不整合であるように思われたのだが、それは儀式性のもつ宗教的効果ゆえの違和感だったのだろう。当時社会主義国では、イデオロギーより上位の宗教は認められてはいなかったからだ。すでに述べたように現在カウンセリングにおいて自助グループ方式を応用しているのは、儀式性、つまり宗教性は欠かせないのかもしれないと考えているからだ。

(3) なだいなだ『神、この人間的なもの——宗教をめぐる精神科医の対話』岩波新書、二〇〇二。
(4) 河西賢太『断酒が作り出す共同性——アルコール依存からの回復を信じる人々』世界思想社、二〇〇七。
(5) 斎藤学『魂の家族を求めて——私のセルフヘルプ・グループ論』日本評論社、一九九五。
(6) 宮本真己『ヒーリングシステムとしてのセルフヘルプグループ』解放社会学研究7号、一九九三、一七七-一九四頁。

宗教的であることは、科学としての精神医学や臨床心理学においてタブーであるかのように考えられてきた。しかしながら多くのアルコール依存症者たちが断酒を維持継続しながら示してきたものは、個人に帰せられるスピリチュアルや癒しというより、共同性であり帰属感であり、個人を超えるグループの一体性への帰依ともいえる関係性が必要であるということではないだろうか。それを具体化し保障するものとして、あの儀式的な行動があり、風変りな言い回しという共通言語が生み出されたのだと思う。

近年の依存症臨床における明快な方法論の登場、時間制限的なプログラムの隆盛は、依存症からの回復がはらむこのような宗教性に対する反作用であるように思われる。科学としての精神医学・臨床心理学の存在証明としてのプログラム化された臨床は、今後それに対するさらなる反作用を生み出すのだろうか。

第十四章　病気の免責と暴力の責任

飲酒と男らしさ

映画監督・小津安二郎の生誕一一〇年と没後五〇年の節目にあたるため、二〇一三年の一二月にはいくつかの特集が組まれた。国際的評価の高さはさることながら、これまで日本の映画監督の中では多すぎるくらいの批評対象となってきた小津であるが、中でも山田洋次監督が『東京家族』（二〇一三）としてリメークした『東京物語』（一九五三）は、その代表作としてあつかわれている。穏やかな日常性とローポジションによるカメラアングルを特徴とする小津作品は、非歴史的・非社会的な家族の姿を描いたとして位置づけられてきた。しかしながら與那覇潤は『帝国の残影――兵士小津安二郎の昭和史』（NTT出版、二〇一一）において、戦争体験が与えた影響を丹念に読み解き、そのひとつとして作品に登場する妻（女性）への暴力を位置づけ、その回数を一覧表にしている。徴兵された男たちと戦後の家族における妻への暴力が連動していること、戦後の経済的困窮が家族における男たちの暴力となって表出することを、およそ縁遠いと思われる小津作品から読み解いた点において興味深い。もちろん当時はＤＶという言葉すら存在しなかったのだが、小津へのオマージュが強烈であればあるほど、あの穏やかな家族の光景を阻害する要因でしかないＤＶは、多くの評者から着目されようがなかっただろう。

ドラマトゥルギーにおいて、誕生と死に並ぶほど、暴力は大きな転換と悲劇性の強調をもたらす。その好例が韓国映画である。日本でも数多く公開されている韓国映画の暴力の描写は、徹底的にリアルで時には露悪的と思われるほどであるが、北と南の分断、かつての軍事政権、今も続く徴兵制という国家体制そのものが、暴力を刻印し悲劇を発生させる土壌となっていることの証左だろう。映画の中に、暴力を深化させ容認させるもうひとつの装置として登場するのが、飲酒・酩酊である。屋台で日本酒よりはるかに度数の高い酒を一気に顔をしかめてあおる場面はテレビドラマにもしばしば登場し、酔った夫は帰宅して時に激しく妻を殴る。数々の賞を総なめにした『息もできない』（監督ヤン・イクチュン、二〇〇八）においては、ベトナム戦争帰りの父親の性虐待や、父が母にふるうすさまじいＤＶが生々しく描かれる。いずれも酒に酔っての行動であることは言うまでもない。それほどまでに酔わずにいられない姿から、挫折と酩酊と暴力の三点セットが男の悲しみを構成しているという監督のまなざしを感じ取ることができる。

家族に暴力は存在しなかった

飲酒はこのように男らしさと不即不離の関係にあり、挫折の苦しみを飲酒によって紛らわすことは肯定され、酔っての暴力も結果的に容認されることになる。近年若い男性がそれほどアルコールを飲まなくなったと言われるが、酩酊に対する許容度は明らかに男性に高く、女性の酔態に対しては今でも無防備でだらしがないとされ、不寛容なままである。

ここまで当たり前のように暴力と書いてきたが、八〇年代半ばまで、日本では彼らの行動は暴力と定義されることはなかった。思い返せば、精神病院に入院中のアルコール依存症者の口から「暴力」という言葉を聞いたことはない。警官を殴った、飲み屋で言い争いとなりつかみあいのケンカになったという武勇伝は語られても、それは暴力としてではなく、単なる酔ったうえでのケンカなのであった。聞く側の私にも、暴力という視点は皆無だったことは言うまでもない。当時家族という私的領域において暴力など存在しないと考えていたのは、アルコール依存症者だけではない、日本中の男性が、そして女性もそうだったのである。一九七二年に当時の首相であった佐藤栄作が訪米した折、新聞記者のインタビューに対して夫人が答えた内容が「ワイフビーター」として騒がれた。おそらく彼女はごく当たり前のこととして、夫からほほを叩かれることがあると語ったのだろう。夫婦喧嘩という言葉しか存在しないとき、そこには暴力は存在しないのだ。夫の言動を暴力と定義することで、初めて家族の中に暴力が誕生するのである。

源流としてのベトナム戦争

アメリカにおいて、一九七五年にベトナム戦争が終了してから深刻な国家財政の危機が訪れ、それに伴って保険制度が改変され、第七章に詳述したように民間保険会社の参入に伴いアルコール依存症が「利益を生む」疾病として注目されるようになった。いっぽうで長期にわたったベトナム戦争が多くの帰還兵のアルコール・薬物問題を激化させ、家族内の彼らの暴力が表面化することになった。同時期にウーマンリブの運動が生まれ第二波フェミニズムが勃興することで、家族内暴力の被害女性を支援する運動も広がった。シェルター設置の動きはこのような女性たちの草の根的運動によって、アメリカだけではなくイギリスやオーストラリアでも広がっていった。

一九八〇年に発表されたDSMⅢにPTSDという障害名が加えられたことは、アメリカがベトナム戦争の戦後処理のために、退役軍人からの要求を呑むことで実現したと言われる。[1] 精神科医のJ・L・ハーマンの主張は、男性の戦争によるトラウマと女性の性被害におけるそれとが同じ症状を呈しているというものである。いわゆる国家による暴力と、その対極にある私的領域における暴力が、トラウマという言葉によって可視化されたのであった。各地に退役軍人専門のベテランズホスピタルが設置され、同時に州法が次々と改正されて家族内の暴力が犯罪化されることになった。

このような動きを受けて、日本でも一九八六年に暴力被害を受けた女性のシェルター[2]が初めて設立された。その後横浜などで誕生したシェルターの多くは、キリスト教の団体によるものだった。現在では日本各地にシェルターが存在するが、その多くが民間団体によるものであり、いずれも運営資金のやりくりに四苦八苦しているのが現状である。

名づけによって立ち上がる被害

一九九五年八月、北京で開催された世界女性会議において、夫から妻への暴力をドメスティック・バイオレンスと呼ぶこと、そしてDVを根絶しようという宣言が採択された。夫から妻への暴力にDVという名前がついたのである。暴力という抽象的定義ではなく、夫から妻へという具

（1）小西聖子は、J・L・ハーマン『心的外傷と回復』（中井久夫訳、みすず書房、一九九六）の解説文において、PTSDは「ベトナム戦争の退役軍人の精神的後遺症への一つの社会的回答であったことは明らかである。ベトナム戦争がなければPTSDという障害名は生まれなかった」と述べている。

（2）HELP女性の家。日本キリスト教婦人矯風会が創立一〇〇周年を機に一九八六年に設立した。HELPとはHouse in Emergency of Love and Peace の略で、国籍・在留資格を問わない、女性とその子ども達のための緊急一時保護施設である。バブル期の東京には東南アジアから働きに来た女性が多く、彼女たちにも開かれた施設として注目された。

体性に富む名づけによって私の現実の見え方が変わったことを覚えている。夫が妻を殴るのは、手を上げるのではなくDVであり、夫が壁を叩いて穴を開けるのもDVなのである。

この転換は過去の記憶の再構成を迫ることになった。私の脳裏には多くのアルコール依存症者の妻たちの言葉や顔が浮かんできた。いつも家族会では最前列に座り、片方の耳をこちらに向けて座っていた妻たち。ひとりが明るい口調で「主人に殴られて左耳が聞こえないんですよね」と語ると、別の女性から「私も」「あら、うちは左利きだから右の耳よ」と声が上がる。その奇妙な連帯感と笑いに紛れていたが、彼女たちの夫はDVをふるっていたと考えなければならないのではないか。髪の毛が一部だけ薄い女性は、酔った夫に髪をつかまれてひきずりまわされて以来、ごっそり抜けた部分は毛が生えないのだと語った。彼女の夫はその後断酒を続けているが、それはDVと呼ばないのだろうか。

少しずつ地殻が変動していくように、DVという名前をめぐって記憶の再構成が起きるに伴い、アルコール依存症の妻たちは実はDV被害者でもあったという確信が生まれたのである。このことは大きなパラダイム転換を意味していた。七〇年代から始まるアルコール依存症とその家族とのかかわりにおいて、それまでの私が依拠していたのは疾病モデル（アルコール依存症は病気である）と、家族システム論であった。病気の夫をとりまく家族をシステムとして把握することで、機能不全家族という視点とともに全体が見渡せたかのような錯覚に陥っていたのである。

司法モデルへの船出

しかしDVという名づけを適用するということは、そのいずれでもないパラダイムの世界に漕ぎ出すことを意味した。アルコール依存症という疾病モデルから加害・被害という司法モデルへのパラダイム転換であり、均衡モデルに基づくシステム家族論から闘争モデル[(3)]への転換である。システム論の前提となっている均衡や統合性そのものが、暴力という定義の前では無効化されてしまうからだ。暴力は必ず加害・被害という関係性を生み出し、それは統合を前提とする家族観とは相容れないものなのである。

暴力という言葉は、公共圏（市民社会）においては禁止され犯罪化されるものとしてとらえられてきたが、国家と家族においては容認されてきたのではないだろうか。相変わらず世界各地で戦闘は起きているが、それが裁かれることはない。家族も同様で、被害を受けた（と周囲からは定義される）人が警察に告訴しない限り加害者が裁かれることはない。これを「国家と家族の共謀関係[(4)]」と呼ぶこともできよう。

（3）R・ダーレンドルフ、橋本和幸訳『ユートピアからの脱出――社会学的分析の新しい方向をめざして』ミネルヴァ書房、一九七五。
（4）上野千鶴子『生き延びるための思想――ジェンダー平等の罠』岩波書店、二〇〇六。

二〇〇一年にいわゆるＤＶ防止法（配偶者からの暴力の防止及び被害者保護に関する法律）が制定され、各地のＤＶ相談機関では当たり前のように「ＤＶは犯罪です」というキャッチフレーズが用いられるが、これがどれほど恐ろしいものかについて無自覚であるように思われる。ＤＶや虐待を名づけ定義づけることを恐ろしいと言っているのではなく、それ自体がもたらす家族観の転換、つまりシステム論的な、統合的家族観からの脱却がどれほどシビアであるかを自覚しなければならないと言いたいのだ。家族とは、殺害や傷害が起きる可能性を含み、命を守るためには時には脱出しなければならない関係であるとすることは、家族への美しい幻想と最終的安全基地としての期待を放棄することを意味するからだ。

医療モデルへの依存

一九九五年の九月以降、私はなんども振り返りながら、多くのアルコール依存症者の妻たちに対して行ってきたカウンセリングは果たしてあれでよかったのだろうか、と思わずにいられなかった。酔って殴る夫の行為を「それはアルコール依存症の症状です。断酒すればそのような行為はなくなります」と伝えるのと、「酔っていようがいまいが、夫の行為は暴力です。とにかく逃げてください」と伝えるのとでは大きく影響が異なるだろう。ＤＶという名前を手に入れる前の私は、明らかに前者でしかなかった。断酒すれば妻を殴ることはないと信じていたからだ。いわゆる疾病モデルに貫かれていたのだが、その根底にはアルコール依存症にかかわる精神科医に対する信頼があったからだ。彼らの発言によれば、酔って殴るのは酩酊の結果なのであった。もちろん多くの妻たちをシェルターに一時的に避難させるような介入も行ってきたが、夫が断酒すれば家族に平和は戻ってくるはずだとどこかで信じていた。ＤＶという名前を手に入れることで、それがアルコール依存症の専門治療や自助グループへの信頼という楽天性に裏打ちされており、回復像の美化に他ならないことに気付いた私は愕然としたのである。

病気の免責と暴力の責任

繰り返しになるが、多くの妻たちは長年にわたり、酔った夫からの身体的・性的暴力や暴言にさらされてきた。それらを病気の症状ととらえることで、夫が断酒しさえすればすべては解決するという望みを抱き、それがいっそう献身を強めた。しかし、妻が殴られたこと、人間扱いされなかった経験を被害と呼ばなければ、夫の行為の責任も中空に浮かんだままではないだろうか。被害を措定しなければ加害も立ち現れないのだ。疾病モデルから司法モデルへの転換は、依存症の臨床に新たに責任という言葉を招来することになった。

しかし、アルコール依存症の治療機関において、暴力の問題が正面から扱われるようになったわけではない。診療行為は疾病モデルに立脚しているから当然なのであるが、目の前の患者が妻に対して暴力をふるうことがわかっていても、医療機関はあくまで治療に徹し、暴力に対しては言及しないことが多い。中には妻の安全のために引き離す必要があると判断して、身体的治療が必要という名目で夫を入院させる医師が少数だが存在する。

背景には、長いあいだかかって「依存症は病気である」「意志が弱いわけではない」ことを訴え続けてきた歴史がある。飲んで逃げてばかりいる卑怯な人間、約束を守れない人、酒量すらコントロールできないダメな人間、といった偏見を打ち破り、酒をコントロールできないという病気であることを社会に訴え、理解を求めてきたのである。同時にそれは意志や道徳心といった本人の責任を、病気として免責することで、本人も家族も「病気」という定義によって調停されたのである。医学という客観性がそれを担保したのである。

もともと落伍者というスティグマを内面化していたアルコール依存症者たちは、酒に対する敗北を認めることで病気・疾病という免責性を手に入れる。それも、医学的判断という客観性・中立性および権威によって保証された免責性なのだ。ＤＶという言葉は、彼らの行った暴力の責任を問いかけることでその免責性を反故にし、「加害」という言葉によって、回復という希望に満ちた未来に冷水を浴びせる。少なくともそう直感されるからこそ、自助グループにおいてＤＶという言葉は受け入れがたいのかもしれない。いっぽうでＡＣという言葉は、親からの被害者性の認知を意味するために、一九九〇年代初頭からアルコール依存症の自助グループでは頻繁に語られるようになったことと好対照である。

イノセントな被害者像への疑義

DVという言葉を用いて、第一二章でも触れたように、共依存概念の再検討を行った。もともとアメリカではアルコール依存症者の妻を指す言葉だったが、あえて共依存を親子関係に限定することにして、夫婦関係には用いないようにして決めて現在に至る。飲む夫も問題だが、傍らで世話を焼く妻も問題という五分五分論は、その均衡的視点ゆえに被害者有責論につながりかねない危険性をはらんでいるからだ。

DVをめぐる言説は、当初から、DVから逃げない妻も問題だ、女性だって男性を殴るじゃないかといった批判に満ちていた。カウンセリングの実践のみならず、DVについて発言する際には、力関係を意識した政治的判断が要求される。アルコール依存症・アディクションが病気だとする疾病モデルに立ち、精神医学や医療をバックボーンにしていた時には想像もできなかった事態であるが、暴力という定義、DVという名づけを臨床現場で活用するためには、そのような覚悟が求められるのだ。

さらに、共依存の特徴と言われるものを、彼女たちの長期にわたるＤＶ被害の影響という視点でとらえなおす必要があると考えている。ＤＶ被害者支援の原則は、暴力被害者に責任はない、加害者に一〇〇パーセントの責任があるという明快な判断である。被害者はイノセントであるというのが司法モデルの基本にあるからだ。ＤＶ被害者を支援した経験から、その方針に疑念はないが、いっぽうで母としての彼女たちと子どもとの関係にも注目する必要があると考えている。娘の立場から母親を告発する「墓守娘」の発言によって、ＤＶ被害を受けてきた母親たちが、娘という存在を利用してどのように逞しく家族を生き延びてきたかが逆照射される。

あの巧妙なケアに見せかけた支配を被害の集積であるトラウマという文脈でとらえなおせれば、司法モデルにおける被害者としての免責性が、より弱者である子どもとの関係性において拘束し包み込む支配へとつながっていくことを知ることができる。愛情という名を借りて、子どもの抵抗を封じながら真綿で首を絞めるように追いつめる母親たち。これを被害者の加害者化といった単純な表現でくくりたくはない。むしろ被害と呼ばれるものの中から、もっと微細な支配につながる萌芽を発見するような、そんな視点が必要ではないだろうか。

第十五章　グローバル化する精神医療――辺境から眺める

飲酒リスクの低減

「一杯の酒がすべてのもと、飲みはじめたら結局やめられずに飲み続けることになる。酒量がコントロールできないのがアルコール依存症という病気であり、回復するためには一滴も飲まない断酒しかない」。

これはおそらく六〇年代から今日まで、日本のアルコール依存症治療機関において言われ続けてきた言葉であり、飲んでいる本人や家族もそう信じてきた。アルコールのさまざまな自助グループで「依存症は病気である」ことを疑うことはない。

しかし二〇一一年三月一一日の東日本大震災以来、東北を中心とした被災地のアルコール依存症専門外来は様変わりを強いられている。北海道と比べると、もともと東北地方ではアルコール依存症に積極的に取り組んできた医療機関は少なかった。数少ない存在が仙台市にある東北会病院（医療法人東北会）である。院長の石川達は二〇一三年、東日本大震災以後アルコール依存症の入院患者数が激増したこと、他に受け入れる病院が少ないことを嘆いていた。青森を除く東北三県の医大における教育において、アルコール依存症や嗜癖（アディクション）への関心が払われていないことが遠因だろう。

被災地のアルコール問題はマスメディアでもとりあげているように、仮設住宅に入居するひとたちの飲酒量の増大となって表れている。酔ってのＤＶや内臓疾患、さらには孤立化などにもつながるような深刻な問題である。阪神淡路大震災においても、震災後三年ほど経ってから被災者のアルコール問題が表面化した。必要とされるのは、依存症の治療そのものというより、長期的視点に立った「飲酒量をどのようにして減らすか」という極めて現実的な対応なのである。すでに国立病院機構久里浜アルコール症センターでは「上手な飲み方」を推進する冊子を作成している。断酒するかどうか、飲むか否かではなく、摂取量の減少によって害を減らすという方針は、薬物問題におけるハーム・リダクション(1)につながる。

薬物問題対策は大きく二つに分けられる。一つは、「ダメ。ゼッタイ。」「覚せい剤やめますか？それとも人間やめますか？」という標語にあるようなゼロ・トレランス方式(2)であり、もう一つがハーム・リダクションである。日本はアメリカ同様、薬物問題にはゼロ・トレランス方式で臨んでいる。被災地のような状況では、アルコールに対するハーム・リダクションが必要とされるのだ。避難所から仮設住宅に入居して、隣人との交流もなく朝から晩まで酒を飲みっぱなしの男性に対して、現実的で効果的なアプローチは「ちょっと酒の量を減らす工夫をしてみましょうか」といったものである。被災地の保健所などではアルコールの害を訴え、飲酒量を減らすための住民へのアプローチが求められており、東北会病院の外来においても、受診した患者さんに対して飲酒記録表などを渡して量を減らすように勧めているようだ。

（1）ある行動が原因となっている健康被害を行動変容などにより予防または軽減させることをハーム・リダクション（Harm Reduction）と呼んでいる。特にエイズ対策では、注射薬物使用者（IDU : Injection Drug User）が注射器や針を共有することによるＨＩＶ感染を、注射器交換や経口薬物への薬物代替によって予防する対策として取り上げられることが多い。これに相当する日本語は見当たらず、通常「ハーム・リダクション」とそのままカタカナで使用している。これ自身が薬物使用を抑制するのでも逆に奨励するものでもない。違法性を強調してＩＤＵへの取り締まりを強化するのみでは、ＩＤＵは地下組織にますます入り込み、エイズ対策が難しくなるとも言われている。

（2）ゼロ・トレランス方式（zero-tolerance policing）とは一九九〇年代にアメリカで始まった教育方針の一つを指す。「zero」「tolerance（寛容）」の文字通り、不寛容を是とし細部まで罰則を定めそれに違反した場合は厳密に処分を行う方式。日本語では「不寛容」「無寛容」「非寛容」等と表現され、「毅然たる対応方式」などと意訳されることも多い。

一九八〇年代からマスコミをとおして適正飲酒のキャンペーンが張られたが、その内容は一日二合以下、週休二日が望ましいというものだった。二一世紀になり脳や内臓の画像診断が一般化するにしたがい、健康のためにはアルコール摂取は少ないほうがいいと考えられるようになった。WHOによれば、心身に与える有害性は覚せい剤よりもアルコールのほうが高いのである。このように一部の飲みすぎる人たちを対象とした依存症概念から、健康を害する薬物としてのアルコールへの注目という転換が起きている。いうなれば、治療から健康維持へ、それを阻害するリスク低減にむけてのゆるやかな移行といえよう。

二〇一三年一二月に国会で成立したアルコール健康障害対策基本法はその流れの集約といえる。長年アルコール依存症治療にかかわってきた医師たちと市民団体、[3] 自助グループの断酒会[4]などが緊密に連携した運動が実を結んだといえる。狭義の精神科医療におけるアルコール依存症の治療から、わたしたちの日常生活における「健康」を損なうものとしてのアルコールに焦点を当てたものであるが、すでに我が国における喫煙に対する姿勢は厳しさの一途をたどっている。宮崎駿のアニメ『風立ちぬ』(二〇一三)に対して、喫煙による害を訴える市民団体から、その喫煙シーンの多さに対してクレームがついたことは記憶に新しい。黒沢映画や松本清張作品には必ずといっていいほど喫煙場面が登場するが、近年の縮小されるいっぽうの喫煙コーナーの光景とは隔世の感がある。同法が成立し今後具体的政策が策定されるだろうが、酔っての迷惑行為や飲酒の強制に対する取り締まりや、地域保健における飲酒抑制の対策強化が予測される。タバコがたどったのと同じ道をアルコールもたどるのだろうか。

断酒会が同法成立に対して組織をあげてバックアップしてきたのは、酒害対策の要員として会員が活動できる可能性が開かれるからだろう。同会は一九七〇年代から各地の保健所の酒害対策や交通刑務所における酒害教育に協力してきた実績をもっており、「どん底を味わったけれど酒をやめて回復した」「今では一滴も飲んでいない」ことの生き証人としての役割は、今後増大することは間違いない。

いっぽうで同じ自助グループであるAAは、同法成立に際して関与を控えてきた。組織をつくらないグループを標榜し、あらゆる政治的・宗教的発言から自由であるというその基本的姿勢を貫いているからだろう。依存症を語る際に欠かせない自助グループであるが、断酒会とAAの特色が、アルコール健康障害対策基本法への対照的な姿勢に表れている。

（3）ASK特定非営利活動法人アスク（アルコール薬物問題全国市民協会）
（4）全日本断酒連盟（公益社団法人、全断連と略す）

加害者を「治療」する？

一九九九年に起きた桶川ストーカー殺人事件がきっかけとなり、さまざまなストーカー対策が講じられるようになってはいたが、二〇一三年に起きた三鷹の事件は衝撃的だった。被害者が殺害されたのは両親と共に警察に相談にいった同じ日の午後だったからだ。被害者保護が不十分だったのではないかという警察対応への批判が起きたのも当然だろう。それに加えて大きな転換点をつくったのは、二〇一二年に起きた逗子ストーカー殺人事件被害者の兄による訴えである。彼の主張は「加害者対策を急いでほしい」というものだ。被害者保護や加害者処罰だけでは不十分であるという彼の主張を受けたかのように、二〇一三年一二月一二日、NHKのクローズアップ現代は、「ストーカー加害者の告白〜心の闇と対策〜」を放映した。タイトルにあるような加害者の心の闇を探るというより、加害者へのアプローチが必要であることを提言した内容であり、DV加害者プログラムを実施している団体がストーカー加害者も扱っていることが紹介されていた。ところが司会者やコメンテーターは、「加害者対策」は「加害者治療」であるかのように発言していたのである。すでにその頃、警察庁は準備を進め、ストーカー対策として精神科医に危険度のチェックリスト作成および「治療」を依頼する方針を固めていた。言葉の使用には厳しいNHKであることを考えると、双方に何らかのつながりがあったのではと思う。二〇一四年四月五日の毎日新聞にはその精神科医へのインタビューが掲載されている。それによれば、彼の作成したチェックリストは全国の警察署で使用が始まっており、加害者に共通する傾向を「ストーカー病」と名づけているようだ。

このエピソードを取り上げたのは、犯罪であるストーカーを「治療」することが果たして「対策」なのだろうかと考えたからである。「〇〇病」という名づけは精神科医であれば抵抗がないのかもしれないが、警察庁やNHKは、ストーカーという明らかな犯罪を扱う際に病や治療という医療モデル的言語を乱発することに問題を感じていないのだろうか。そう考える根拠は、DV加害者プログラム実施に二〇〇四年以来かかわってきた経験に由来する。

司法と精神医療の相互乗り入れ

二〇〇一年、DV防止法（配偶者からの暴力の防止および被害者保護に関する法律）制定に伴って、内閣府はDV加害者更生プログラムの調査研究を実施した。筆者はカナダ・オンタリオ州のトロン

（5）カッツ夫妻（Dr. Jane and Dr. Zender Katz）による二日間の研修。カッツ氏はカナダBC州公認DV加害者更生プログラムや州刑務所の性犯罪者処遇プログラム作成にもかかわっている。

トとオタワでプログラム実施機関を視察し、実際にプログラムに参与観察をする経験を得た。その後内閣府がカナダから招へいした講師による研修[5]にも参加したが、何より印象に残ったのは「疾病化」を厳しく退ける姿勢だった。ＤＶは暴力であり犯罪であること、したがって責任を取ることがプログラムの最大のテーマであり、疾病化は彼らに「病気のせいで」という言い訳を助長することで責任から遠ざけてしまう危険性がある。第一義的にプログラムは被害者支援のために実施するのであり、彼らを「治療」するわけではない。技法や方法論以前に、かなりの時間をさいてこのようなプログラム実施の理念について説明がなされたのである。

日本と異なり、カナダでは被害女性からの告訴がなくても警察は加害者である夫を逮捕し、裁判所命令でプログラム参加を強制できる。この制度を正当化できるのは、被害者支援の一環としての加害者プログラムであるという一点である。したがって彼らの加害責任をおろそかにする可能性のある要素はすべてプログラムから排除されなければならないのだ。病気という言葉がもたらす免責性と犯罪の有責性とはまっこうから対立することが前提となっている。

そう考えると、警察庁がストーカー対策の切り札として「治療」という言葉を選び、精神科医に委託したという姿勢には疑問を抱かざるを得ない。厳罰化しても無駄だというほどに、日本の警察のストーカー取締対策が精緻であるとは思えない。筆者の想像が外れることを願うが、「医療化」すれば国民の反発も少なく、精神科医という権威を借りれば有効な対策をしたことになると警察庁が判断したのではないかと考えたくもなる。おそらく被害者遺族の男性も、このような医療化を期待されていたわけではないだろう。「加害者対策」が「治療」と呼ばれようが、その内容が再犯防止につながればいいと考えられただけではないだろうか。

もしもこれが、近視眼的判断によるものではなく、医療化することで取り締まる、疾病化することで排除することが意図されているとしたらどうだろう。

二〇〇三年の医療観察法病棟(6)の設置は、大きな転機であった。振り返れば一九六〇年代からの精神科医たちによるさまざまな運動は、精神科医療が果たしてきた役割やその危険性への告発を中心に据え、司法に利用されることを極力排除しようとしてきたはずだ。保安処分反対はそのあらわれであろう。司法精神病棟という俗称とともに今では既成の事実として存在していることと、ストーカー「治療」にみられる安易ともいえる司法と医療との相互乗り入れはつながってはいないだろうか。治療という言葉が氾濫し、あらゆる望ましくない現象は犯罪として厳罰化されるか、病気として疾病化されるかの二方向しか許されていないかのようだ。

筆者がDV加害者プログラム(7)にかかわろうと思った動機は、ストーカー被害者の兄である男性

(6) 平成一五年に成立した「心神喪失等の状態で重大な他害行為を行った者の医療及び観察等に関する法律」に基いて設置。
(7) 特定非営利活動法人RRP研究会主催で実施。一二回一クールでこれまで二二クールを実施してきた。

の言葉と重なっている。被害者保護は必須であり施策は充実させなければならない。しかし、被害者たちは今も暴力の恐怖にさらされており、待てないとしたら、加害者にＤＶ行為をやめるように働きかけられないだろうかと考えたからだ。多くの被害者支援団体は、ＤＶを犯罪化し加害者逮捕を可能にするように法改正を望んでいるが、いっぽうで、それが実現する前に加害者プログラムを実施することへの危険視も存在する。まして「ＤＶ加害者を治療する」といった発言をすれば、激しい批判にさらされることは間違いない。彼らを免責してはならないという主張からだけではない。あまり知られていないことだが、加害者の疾病化をすでに被害者は十二分に経験しているからだ。夫が殴るのは病気のせいじゃないか、と考えなかった被害者はいない。理由がわからない時に、病気だと考えることは不思議ではない。夫の行為をＤＶと名づける前に、一度は通る道として「疾病化」を経験しており、その限界も知り尽くしているのだ。

被害者支援の一環として、暴力の責任をとれるように方向づけることが加害者プログラムの根幹であるとしてきたが、言い換えれば、厳罰化と疾病化の間を目指しつつ、つまり司法と医療の間に位置しながらいずれにも偏らず、被害者の支援を第一義にすることが、加害者プログラムを正当化するのである。

医療行為を前面に出さず、「健康」という最強の言葉によって、リスクとしてのアルコールを低減すること、それを広義の精神医療に包摂していく。これがアルコール依存症治療のひとつの方向性になることは間違いないだろう。近年多くのアルコール依存症にかかわる医師たちが好んで用いる言葉に「社会文化的治療」がある。何を意味するのか不明であるが、すべてを医療化できるはずだという主張であることは理解できる。精神科病院の入院患者数の国際比較などによって、収容型精神科病院の限界が明確になり、いっぽうで統合失調症の軽症化とうつ病の増大に伴い入院対象者の変貌も顕著になっている。これらが精神科病院の経済基盤を揺るがしかねないのも事実であり、多くの病院が生き残りを賭けてターゲットを認知症高齢者へと拡大し、さらにはデイケアセンターや通所施設の設置、訪問看護といったアウトリーチへの転換を図っている。

精神科クリニックの対象拡大は「こころの風邪」というキャッチコピーによって敷居を低くし、心療内科との区別をつけにくくすることで成功したかにみえる。しかし、精神内科、心療内科、神経内科といった看板を掲げていても、実際の診療行為は三分診療と多すぎるほどの投薬だったりすることは珍しくない。とはいうものの、保険診療というシステムがある限り、精神科クリニックは不動で盤石であるはずだ。これまで何度も触れたが、そもそも入院から外来へ、施設から地域へという目的で開始されたデイケアの保険点数化が、多くの精神科外来クリニックを経済的に支えているのだ。

包摂か排除か

いっぽうで、注目すべき現象が生まれている。医師ではない援助者たちが精神科医を雇用し、デイケアを実施することで医療機関を運営する動きである。そこには当事者団体も含まれているのだ。クリニックの建物を所有して医師に貸すという賃貸契約ではなく、非常勤の医師たちは雇用される立場になり、デイケアを主導するのは運営する側であるのが特徴だ。おそらくデイケアが利益を生むことに注目し、それを活用して当事者目線の治療を実現しようとしているのかもしれない。

筆者の運営するカウンセリングセンターは、一九九五年以来非医療モデルの援助を目指して、医療機関ではないことの特徴を生かしながら、保険診療よりはるかに高額のカウンセリング料金を設定することで今日まで存続してきた。その困難さに関してはこれまでさまざまな媒体で述べてきたので省略するが、カウンセラーの立場から連携しやすい望ましい精神科クリニックを望むあまり、近場のビルを借りて知人の信頼できる精神科医に開業してもらおうかと思ったことが何度もある。このようなセンター付属のクリニックを夢想しつつも、そうしなかったのは理由がある。

七〇年代からの私の臨床歴をたどれば、精神科病院や保健所、開業カウンセリング機関と場所を変えてきたとはいえ、精神科医療の周辺を歩いてきたことに違いはない。言い換えれば精神医療の影響を免れることはできなかったのだ。九五年にセンターを設立するまで、いや設立後も痛感しているのは医療の巨大さと影響力の大きさである。国民皆保険という社会主義にも模される制度の上に成り立っている保険診療こそ、多くのひとたちを吸収する根幹であることは間違いない。患者さまという呼称をどれだけ多用しようと、システムが変わったわけではない。受診する患者主体ではなく、お医者様に診ていただくという姿勢がもっとも顕著なのは、実は精神科クリニックなのである。

開業カウンセリング機関を運営しながら、さまざまな依存症やアディクションのクライエントが、保険診療やデイケアへと去っていく事態を経験してきた。アルコール・薬物依存症はもとより、ギャンブルやネット依存症、性暴力加害者といったひとたちも、クリニックのデイケアやナイトケアのグループや家族グループへと吸収されていった。その最大の理由は支払う金額の安さだろう。料金が1／10であれば、安い方を選択するのは当たり前の判断である。さらに、すでに述べた第二世代の精神科医たちが開業したクリニックが、近年積極的に性加害者や暴力加害者たちの「治療」をデイケアや診療に組み込みつつあることは、強調しておかねばならない。

このような経験から学んだのは、精神医療に近づけば包摂されるか、それとも消滅させられるかのいずれかであるということだった。逆手に取る、利用するというのは、力関係に無知な存在が抱く幻想に過ぎない。とすれば、近づかないことが唯一の位置取りであり、そもそもの援助方針にもっとも忠実な選択だろう。そう考えて精神科クリニックの運営には携わることなく、あくまで紹介する・されるというわずかな対等性を維持した関係のまま、今日に至る。

開業して一九年目を迎えるが、精神医療の対象外の問題を探索しつづけてきたのは、このような苦い経験の積み重ねがあったからだ。それを裏付けるかのように、来談する人たちの主訴は、精神医療が無力である数々の問題を示しているのである。それらを扱っているうちに、いつの間にかクリニックのデイケアがそれを追いかけてくるのだった。医療化されない問題を絶えず掘り起していかなければ、私たちのようなカウンセリング機関は生き延びることはできなかったし、今後もできないだろう。

汎化する精神科医療

本章の冒頭に述べたように、アルコール依存症は病気であるとすれば、いったいそれはどんな病気なのだろう。疾病概念の脆弱さは、同じ精神医学の対象である統合失調症と比較すれば明らかだ。入院後三週間もすれば、アルコールの解毒治療も進み、患者さんたちの言動は病院スタッフと見分けがつかないほど「ふつう」に見える。薬物・アルコール依存症のひとたちが自己定義するのは「依存症という病気」なのであり、決して精神病ではない。精神障害者とはどこか異なる位相に位置しているという感覚は、当事者のみならず援助・治療者にも共有されており、それが疾病概念の脆弱さにつながっている。

依存症者たちは精神障害というくくりの中には含まれず、犯罪や家族問題、道徳や宗教といった精神医療が近接する領域との境界に位置してきた。そのことがアルコール依存症をめぐる独特の援助論を生み出し、自助グループとの深い関係を紡ぎだしてきたのである。ダルク女性ハウスの上岡陽江は「病気って言葉を聞くと、すぐに『なかま』を連想する。だって私たち病気でつながってるんだから」(8)と語った。依存症当事者は、このように医療から生まれた言葉を「つながりの言語」に読み換えていく。その逞しさもまた、自助グループの生み出したものなのだ。

依存症にかかわる精神科医たちは、精神医療における辺境に位置すると思っているようだが、私はその外側の、さらなる辺境に位置していると思っている。

本章で述べてきた健康概念の拡大によるさらなる医療化、司法と医療の相互乗り入れによる医療化は、アルコール依存症にかかわってきた多くの精神科医たちの姿をとおすことで、実に明確

(8) 二〇一四年二月一六日に開催された第一〇回ピアサポ祭り(主催NABA・豆ネットワーク)におけるシンポジウムでの発言。

に把握することができる。外へ外へと対象拡大し、どんどん地域に乗り出していくという彼らの姿勢は、辺境にいたがゆえの自由さなのかもしれないと思う。

しかし、そのような医療の拡大、汎化は、私たちにとっては脅威である。医療保険に依存しない経済システムを運営するためには、医療とは異なる援助パラダイムを志向し、医療とは異なる言葉を使用しなければならない。それをポリシーと呼べば、私の運営するセンターには、きわめて明晰なポリシーが不可欠なのであり、それに基づく実践と運営によってのみ存続していけるだろう。

汎化する医療、乱用される「治療」という言葉から距離をとりつつ、同化されず、排除もされずに生き残っていけるだろうか。そのような不安を抱えつつ、いっぽうで、今後の精神科医療の行方を少し離れたところから眺めながら、その限界を探る楽しさを味わえるのではないかとも考えている。

あとがき

原宿という街は一年経つと風景が変わってしまう。ビルの形もショップの名前も、壊され建て直され、あっという間に別の姿に変貌してしまう。三年ぶりに訪れたひとが道路脇のビルの様変わりを見て、まるで浦島太郎になったようだと語る。

精神科病院、保健所や救護施設などでの臨床を経て、私が原宿でカウンセリングの仕事に就いてから、早いものでもう三〇年を超える。その間に、落ち着いた住宅街と最先端のファッションが同居する街から、スポーツウエアなどの多国籍ブランドとファストファッションが席巻し、日本中どころか世界中のひとたちがスニーカー姿で押し寄せる一大観光地へと変貌した。そんな栄枯盛衰を見つめながら、街の片隅でずっと変わらずカウンセラーとして生きてきた。

表通りの喧噪から一歩入ったビルのワンフロアにはいくつもの小部屋があり、そこでは日々暗くて悲痛な、時には不可解で驚くような言葉が語られる。狭い部屋の中で、目の前に座るクライエントの個別的でこの上なく具体的な話を聞きながら、私の一日の仕事は終わる。

彼（彼女）にとっては交換不可能な体験であり、個別の極致ともいうべき内容が、彼（彼女）を取り巻く社会的関係性の広がりという横軸と、今ここに至るまでの歴史という縦軸が交差した地点に屹立しているという感覚に襲われることがある。暗くて狭い穴からのぞくと、その向こうに広大な大地と青空が広がっている、そのことに心打たれる体験と、どこかそれは似通っている。

本書は、そんな私のカウンセリングの臨床経験を、原点ともいうべきアルコール依存症とのかかわりから再度まとめなおしたものである。

『現代思想』連載中、たしかに毎回頭をひねり文章を推敲することは大変な作業であった。仕事から戻り、一休みしてから深夜まで月一回の連載を書き続けることは、マラソンにも似た体力を必要とした。

しかし、これまで何冊か著した本を執筆するときとは異なる解放感があった。どのような言葉を使おうと、自由に私好みの表現ができるという解放感である。読者の一部の方々は、それを意外に思われるかもしれない。一九九六年に初めて著作『「アダルト・チルドレン」完全理解』を世に問うてから、私が書く目的は第一義的に「潜在するクライエントの掘り起し」であったからだ。もしも、誰に向けて書くかと問われれば、未来のクライエントですと答えただろう。

所長であり経営者でもある立場からは、より多くの人に本を手に取ってもらい、ああ、カウンセリングに行ってみようという気になってもらうことが必須であった。もっとも困っているひとに伝わるかどうかが、私の書く文章を査定する基準なのだった。

そのためには、わかりやすく書くこと、生硬な表現を避け通俗的ともいえる言葉づかいが欠かせなかった。まるで研究論文のような文章に憧れながらも、書きながらいつもこの言葉づかいは読者に届くだろうか、という不安が湧いてくるのだった。そればかりではない、わかりやすさと原則を踏み外さないことの両立も必要だったのである。それがどれほど大変な作業なのかを、書きながらずっと味わい続けてきた。

私を包んだ解放感とは、そのような気遣いをしなくて済むという安心感によるものだった。まるで、難しい言葉を使わないようにこれまで我慢してきたと思われるかもしれないが、そうではない。未来のクライエントだけでなく、もっと別の読者に届けたいと思ったのだ。臨床経験とは無縁の、現代思想という言葉をキーワードとして共有するひとたちにも届くように、依存症をめぐる臨床がどれほど豊穣な世界であるかが伝わるように書こうと思ったのである。わかりやすくなくても、むしろ正確で緻密なそして論理的な表現にこだわることが、一種の解放感をもたらした。正直、苦しくもあったが、書きながら楽しい作業でもあったことを告白しよう。

精神科医療の片隅で、まるで正史の陰に隠れたひとつの伝承のように、それほど注目されずにきたアルコール依存症の治療が日の目を見ることがあってもいいだろう。医療の世界の外側でカウンセラーとして生きてきた私が、もっともその任に適切なのではないだろうか。どこか不遜にも思える役割意識があったからこそ、最後まで書き続けられたのだと思う。

医療と司法、病気と健康、犯罪と疾痛、暴力と愛情、ケアと支配といった二項の境界の上を、まるで綱渡りのようによろよろと歩んでいるのが「依存症」である。その不安定さ、危うさこそが、依存症臨床の豊かさにつながっているということが、読者の皆様に伝われば幸いである。

連載開始からずっと支え続けていただいた『現代思想』編集長の栗原一樹さん、単行本化にあたって懇切丁寧な示唆を与えてくださった書籍編集部の菱沼達也さんに心よりの感謝を述べたい。ありがとうございました。

例年より早い秋の訪れを感じながら

二〇一四年九月　　信田さよ子

著者　信田さよ子（のぶた・さよこ）

1946年岐阜県生まれ。お茶の水女子大学文教育学部哲学科卒業。お茶の水女子大学大学院修士課程修了。駒木野病院、嗜癖問題臨床研究所付属原宿相談室を経て、1995年原宿カウンセリングセンターを設立、同所長。アルコール依存症、摂食障害、ドメスティックバイオレンス、子どもの虐待などの問題に取り組んでいる。日本臨床心理士会理事、日本心理劇学会理事、日本外来精神医療学会常任理事。著書に『アディクションアプローチ』『DVと虐待』『カウンセラーは何を見ているか』（以上、医学書院）、『母が重くてたまらない』（春秋社）、『それでも、家族は続く』（NTT出版）、『加害者は変われるか？』（筑摩書房）、『共依存・からめとる愛』（朝日新聞出版）など多数。

依存症臨床論

援助の現場から

2014年 9 月 30 日　第1刷印刷
2014年 10 月 15 日　第1刷発行

著者――信田さよ子

発行人――清水一人
発行所――青土社
〒101-0051　東京都千代田区神田神保町1-29　市瀬ビル
［電話］03-3291-9831（編集）　03-3294-7829（営業）
［振替］00190-7-192955

印刷所――双文社印刷（本文）
方英社（カバー・扉・表紙）
製本所――小泉製本

装幀――水戸部功

ISBN978-4-7917-6818-9 C0011